Ursula Gruß

Tierisch starke Gedanken!

40 wundervoll inspirierende Affirmationen für Kinder

nigmax
www.nigmax.de

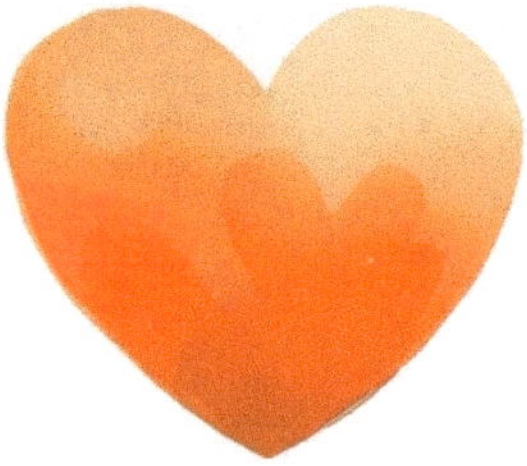

Viel Spaß beim Lesen und Erleben dieses Buches!

Sollte es euch und eurem Kind Freude bereiten, könnt ihr das Buch gerne weiterempfehlen oder eine positive Bewertung bei Amazon hinterlassen!

IMPRESSUM

ISBN: 978-3-98927-006-0

Autorin: Ursula Gruß
Lektorat: Antje Thiel
Covergestaltung: Tobias Bogdanov
Buchsatz: Yeonwoo Baik
Herausgeber: nigmax- eine Marke von
Tobias Bogdanov
c/o IP-Management #13390
Ludwig-Erhard-Str. 18
20459 Hamburg

E-Mail: kontakt@nigmax.de

Bibliografische Information der Deutschen Nationalbibliothek:
Die Deutsche Nationalbibliothek verzeichnet diese Publikation in der Deutschen Nationalbibliografie; detaillierte bibliografische Daten sind im Internet über http://dnb.d-nb.de abrufbar.

Dieses Buch wurde auf säurefreiem Papier mit chlorfreier Tinte gedruckt.

www.nigmax.de

Vorwort der Autorin

Liebe Kinder,

ich freue mich sehr, euch in mein Buch über Affirmationen mitzunehmen. Als Grundschullehrerin sehe ich jeden Tag, wie erstaunlich ihr seid und wie viel ihr erreichen könnt, wenn ihr an euch selbst glaubt.

Ihr seid einzigartig, mutig und wunderbar. Doch manchmal kann es passieren, dass ihr vergesst, wie großartig ihr seid, oder dass ihr glaubt, bestimmte Dinge könntet ihr nicht erreichen. Genau deswegen habe ich dieses Buch geschrieben.

In jedem von euch schlummern wundervolle Eigenschaften, die wie kleine Schätze nur darauf warten, von euch entdeckt zu werden. Ich möchte euch ermutigen, eure eigenen Superkräfte zu erkennen und zu nutzen, denn ich weiß, dass ihr das könnt.

Denkt immer daran: Ihr seid einzigartig und könnt alles schaffen, was ihr euch vornehmt!

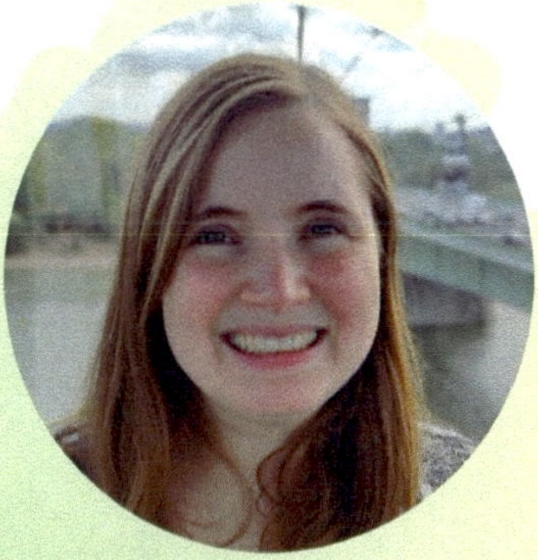

Mit ganz viel Liebe
und Unterstützung,

Ursula Gruß

Affirmationen? Was ist denn das?

Hallo du, ja, genau du!

Hattest du schon mal das blöde Gefühl, du wärst schwach? Oder hast du gedacht, dass du nicht besonders viel kannst? Dein Kopf spielt dir da einen bösen Streich. Denn in Wirklichkeit bist du echt stark und kannst unglaublich viel.

So wie dir geht es anderen Kindern auch ab und zu. Und nicht nur Kindern: Auch Erwachsene haben solche Gedanken. Sie vergessen dann einfach, wie toll und einzigartig sie sind.

Für dieses Problem gibt es etwas ganz Besonderes: **Affirmationen**. Das Wort hört sich knifflig an – ein bisschen wie ein Zauberwort. Eigentlich passt das richtig gut. Affirmationen sind nämlich wie magische Sätze oder Worte, die uns dabei helfen, uns stark, glücklich und selbstbewusst zu fühlen.

Wenn du diese besonderen Worte immer wieder sagst, können sie dir helfen, gute Gedanken und Gefühle in dir zu erwecken.

Stell dir vor, du bist ein Zauberer und diese Affirmationen sind deine Zaubersprüche! Mit ihnen kannst du alles schaffen. Sie helfen dir auch, an dich zu glauben und dich selbst liebzuhaben.

Tipps für Eltern

www.nigmax.de/aff-efelp/

Affirmationen können dir Mut machen. Sie können dir helfen, das Beste aus jedem Tag zu machen. Vielleicht klappt das nicht direkt beim ersten Mal. Auch Zaubersprüche muss man üben.

Aber wenn du die Affirmationen oft nutzt, fällt es dir leichter, deine Stärken zu erkennen. Und die sind alle schon in dir drin, auch wenn du sie nicht immer sehen kannst.

In diesem Buch haben wir 40 Affirmationen für dich gesammelt. Also 40 Zaubersprüche, die dir helfen können, glücklich zu sein.

Du kannst sie jeden Tag nutzen, besonders, wenn dich blöde Gefühle ärgern oder du eine Extraportion Mut gebrauchen kannst. Sprich sie wie einen Zauberspruch laut aus, damit sie wirken können!

Freu dich darauf, in diesem Buch viele wunderbare Affirmationen zu entdecken, die dich auf deiner Abenteuerreise des Lebens begleiten.

Du bist einzigartig, stark und wundervoll. Und dieses Buch wird dich immer daran erinnern, wie großartig und besonders du bist!

Inhalt

Selbstvertrauen und Selbstwertgefühl

Emotionale Stärke und Gefühle

Du bist einmalig und unverwechselbar!

Wusstest du, dass jeder Pfau ein einzigartiges Federkleid hat, das sich von allen anderen unterscheidet? So ist es auch bei dir. Niemand auf der ganzen Welt ist so wie du. Dein Aussehen, deine Eigenschaften und deine Gedanken sind einmalig. Du bist wie ein Schatz, den es nur einmal auf der ganzen Welt gibt.

Du darfst genauso stolz auf dich und deine Einzigartigkeit sein wie der Pfau auf sein prächtiges Federkleid. Denn du bist wertvoll und einzigartig, und das macht dich zu etwas ganz Besonderem!

Mach mit

Schau dich einmal im Spiegel an! Was kannst du alles Besonderes an dir entdecken? Hast du ein Muttermal? Welche Farbe haben deine Augen? Woran kann man dich gut erkennen?

Frage andere aus deiner Familie, was sie besonders an dir mögen. Was magst du selbst besonders an dir? Sprich es laut aus! Dann lächle und sage: „Ich bin einzigartig!“

Ich bin einzigartig!

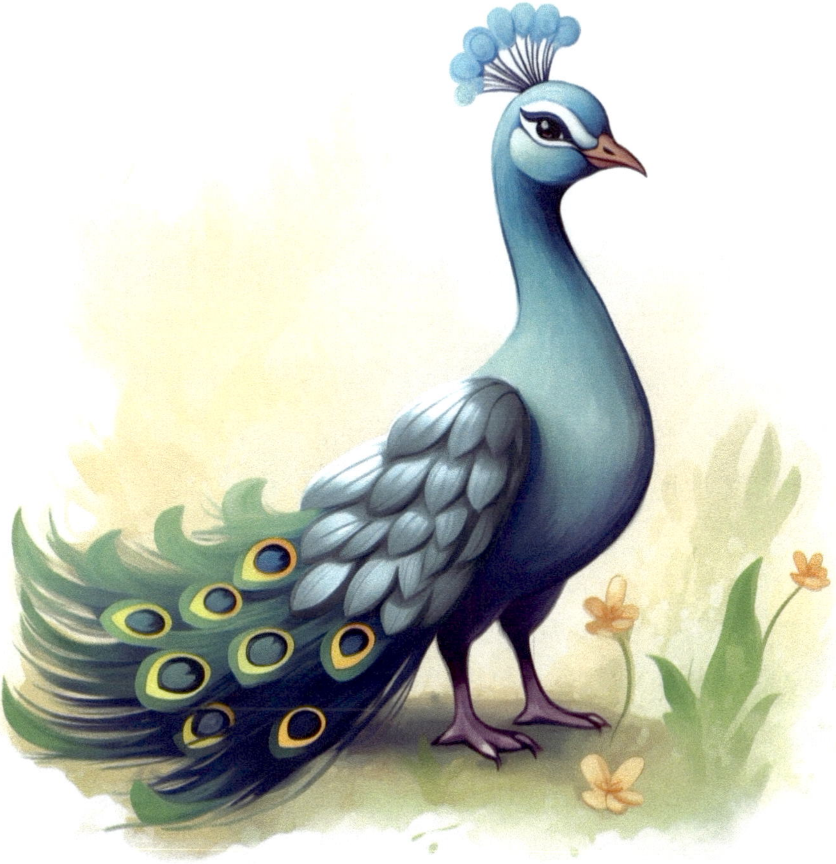

Wie das Federkleid eines Pfaus!

Genau so, wie du bist, bist du toll!

Es ist überhaupt nicht schlimm, wenn du manche Dinge nicht so gut kannst wie andere. Akzeptiere dich mit allen Stärken, Fehlern und Schwächen. Du musst nicht besser malen, schöner singen, höher springen oder schneller laufen können als irgendjemand.

Schau dir das niedliche Faultier an – es bewegt sich viel langsamer als andere Tiere und erreicht trotzdem immer sein Ziel. Die Langsamkeit des Faultiers hat sogar einen Vorteil: Feinde können es kaum entdecken.

Mach mit

Bewege dich wie ein Faultier in Zeitlupe durch den Raum. Sprich dabei laut und deutlich: „Ich mag mich so, wie ich bin!"

Denke an etwas, in dem du noch nicht so gut bist. Hat es vielleicht auch einen Vorteil, dass du das noch nicht gut kannst?

Ich mag mich so, wie ich bin!

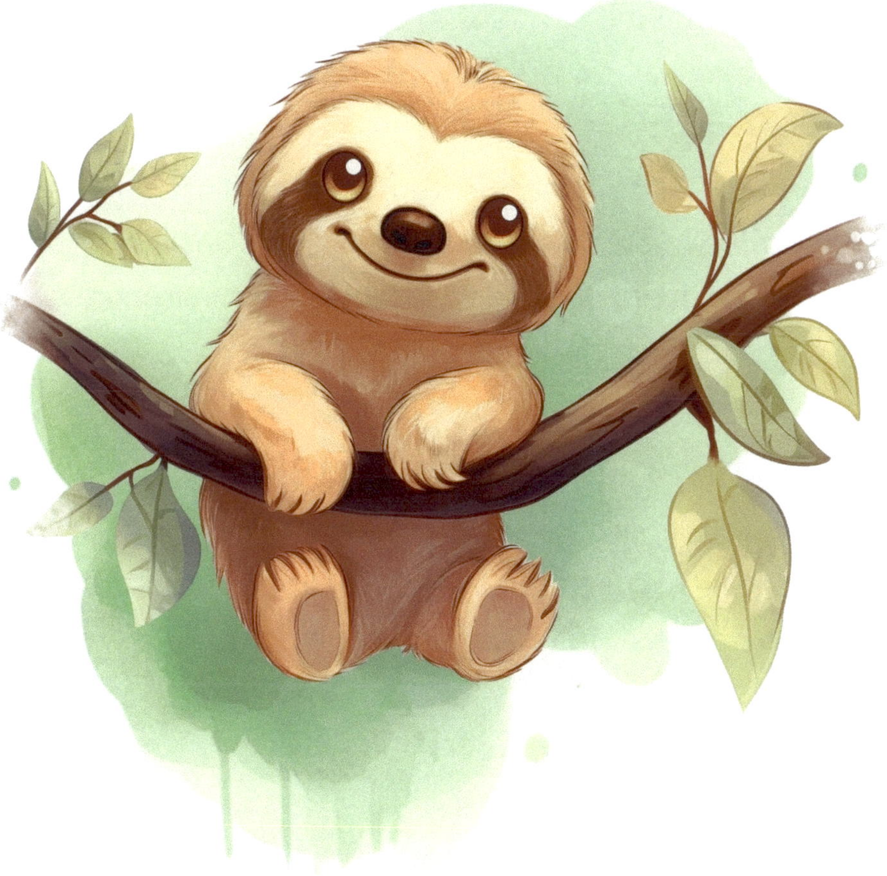

Wie ein Faultier!

Sei stolz darauf, wer du bist und was du kannst!

Obwohl du noch jung bist, hast du bereits so viel geschafft: Du kannst sprechen, laufen, malen und vielleicht sogar schon lesen und schreiben. Auf all das kannst du wirklich sehr stolz sein!

Konntest du mal beobachten, wie ein Hirsch sein prächtiges Geweih in die Höhe streckt? Genauso wie er, darfst auch du dich selbstsicher hinstellen und sagen: „Ich bin stolz auf mich!“

Mach mit

Stell dich aufrecht hin und streck dich so weit wie möglich nach oben. Du kannst sogar deine Hände auf deinem Kopf zu einem Geweih formen. Jetzt sprich laut und voller Freude: „Ich bin stolz auf mich!“

Ich bin stolz auf mich!

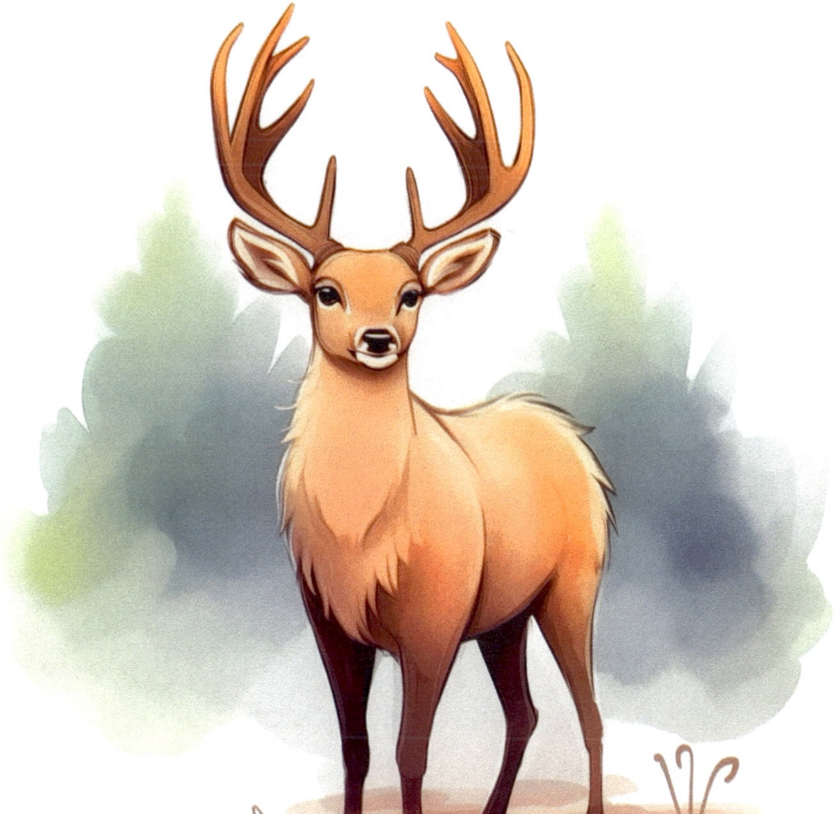

Wie ein Hirsch!

Du kannst viel mehr, als du denkst: Trau dich!

Stell dir vor, du bist wie ein kleiner Spatz, der zum ersten Mal aus dem Nest hüpft. Du vertraust darauf, dass deine Flügel dich tragen werden, wenn du abhebst. Ebenso kannst du auf deine Fähigkeiten bauen, wenn du neue Dinge ausprobierst.

Am Anfang kann das etwas aufregend sein. Wenn du dich aber erst mal getraut hast, wirst du staunen, was du alles schaffen kannst. Mach, was dir guttut. Du musst nur an dich und deine Fähigkeiten glauben. Dann kannst du dich in neue Abenteuer stürzen – wie der Spatz, der den Himmel erobert.

Mach mit

Schreibe oder male drei Dinge auf, die du schon kannst oder die dir Spaß machen. Du wirst sehen, wie vielseitig und talentiert du bist!

Ich vertraue auf meine Fähigkeiten!

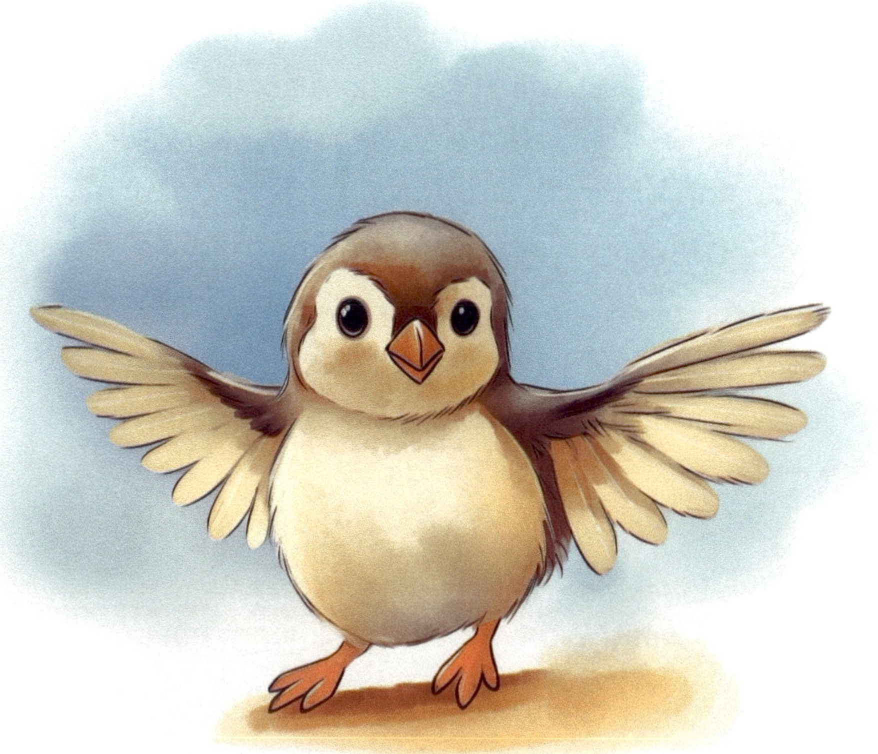

Wie ein Spatz beim ersten Flug!

Du bist bestens auf das Leben vorbereitet!

Wusstest du, dass ein Schwan als kleines graues Küken auf die Welt kommt? Aus diesem wird dann mit der Zeit ein wunderschöner Schwan. Diese Schönheit trägt das Küken von Anfang an in sich, auch wenn man sie noch nicht gleich sehen kann. Auch du trägst bereits all die Fähigkeiten in dir, die du benötigst, um jede Herausforderung im Leben zu meistern. Dazu gehören Mut, Klugheit, Liebe und noch so viel mehr.

Du musst nur an dich glauben! Genauso wie der Schwan, kannst auch du dich entfalten und strahlen. Alles, was du dazu brauchst, trägst du – wie das Küken – bereits in dir.

Mach mit

Worauf freust du dich besonders, wenn du älter sein wirst? Was willst du als Erwachsener unbedingt mal tun? Welchen Beruf wünschst du dir?

Spiele etwas nach, das du später gerne machen möchtest. Dann sage dir laut: „Alles, was ich brauche, steckt bereits in mir!“

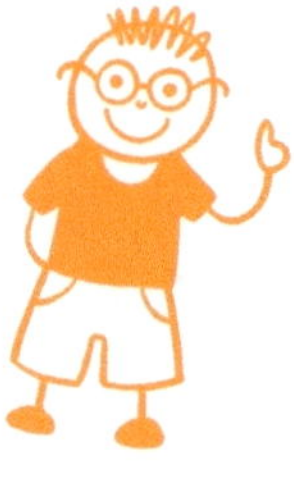

Alles, was ich brauche, steckt bereits in mir!

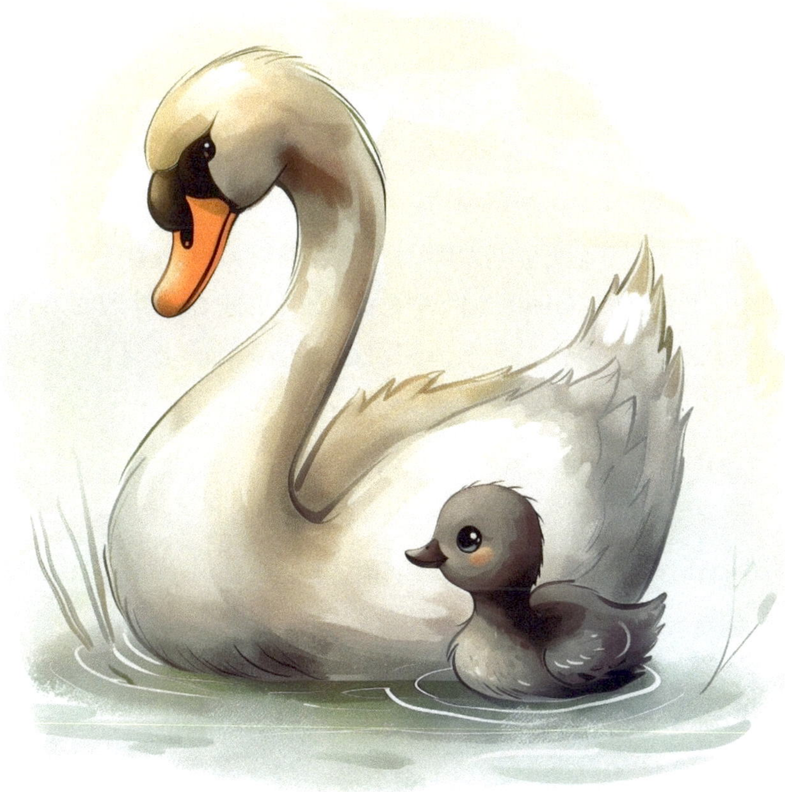

Wie bei einem Schwanenküken!

Alles, was du tust, wird dich weiterbringen!

Probiere viel aus und mach, was dir einfällt. Jeder Schritt, den du gehst, ist ein wichtiger Teil deiner Entwicklung. Selbst wenn dir Fehler passieren, ist das gut so, weil du daraus für die Zukunft lernen kannst.

Hast du schon mal gesehen, wie gemütlich ein Lama über Bergpfade wandert, obwohl oft Stolpersteine im Weg liegen? Lamas können solche Hindernisse sehr gut überwinden. Dabei geraten sie nicht aus dem Gleichgewicht. Geh genauso wie ein Lama in deinem eigenen Tempo voran. Lass dich von kleinen Fehlern und Stolpersteinen nicht aus der Ruhe bringen, denn das, was du machst, ist toll!

Mach mit

Laufe gemütlich umher wie ein Lama und sage dabei mehrfach: „Was ich mache, ist toll!“

Was ich mache, ist toll!

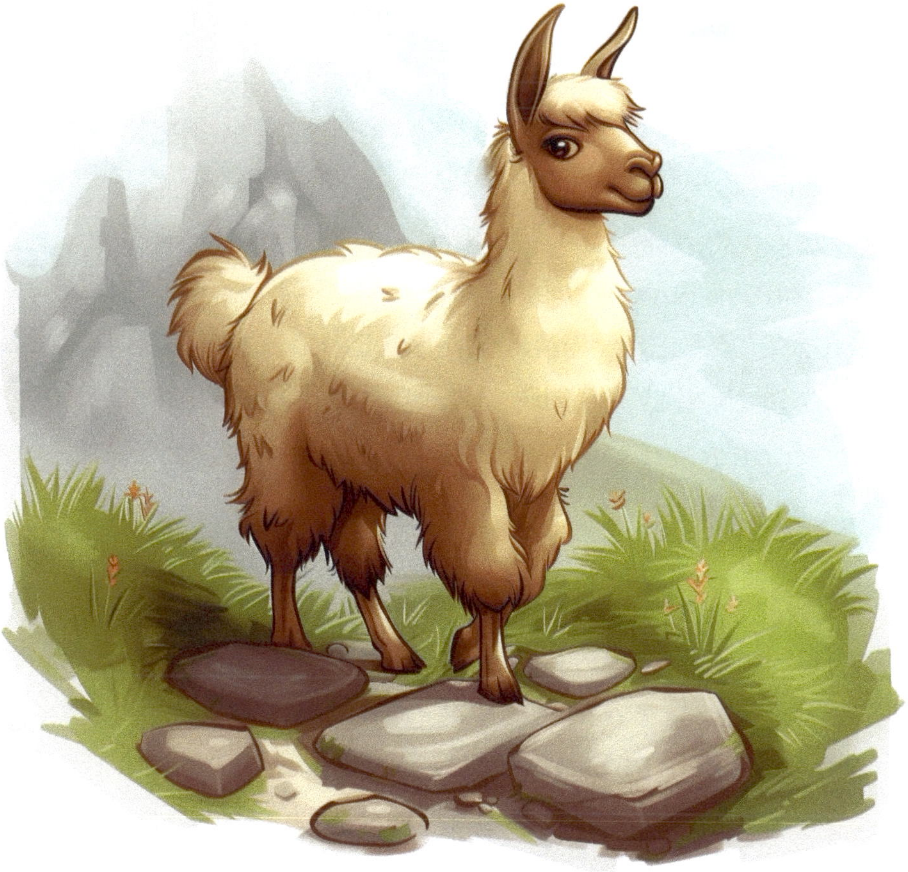

Wie bei einem gemütlichen Lama!

Du hast so viele gute Ideen!

Wie oft hast du dir beim Spielen eine Rolle für dich, für eine Puppe oder für ein anderes Spielzeug ausgedacht? Du hast manchmal ganze Abenteuer erfunden. Das ist wirklich kreativ!

Wie ein bunter Papagei, der sich stets neue lustige Laute ausdenkt, erweckst du deine Kreativität zum Leben. Ob du fantasievolle Bilder malst, mit Bauklötzen ein großes Haus baust, aus Papier einen schnellen Flieger faltest oder dir ein lustiges Spiel ausdenkst – lebe deine Kreativität in vollen Zügen aus und sei stolz darauf, was du alles erschaffen kannst!

Mach mit

Erzähle, was deine letzte großartige Idee war. Vielleicht kannst du sie sogar auf ein Blatt Papier malen oder zeichnen und so deine Kreativität zum Ausdruck bringen. Sage dir dabei laut: „Ich bin kreativ!“

Ich bin kreativ!

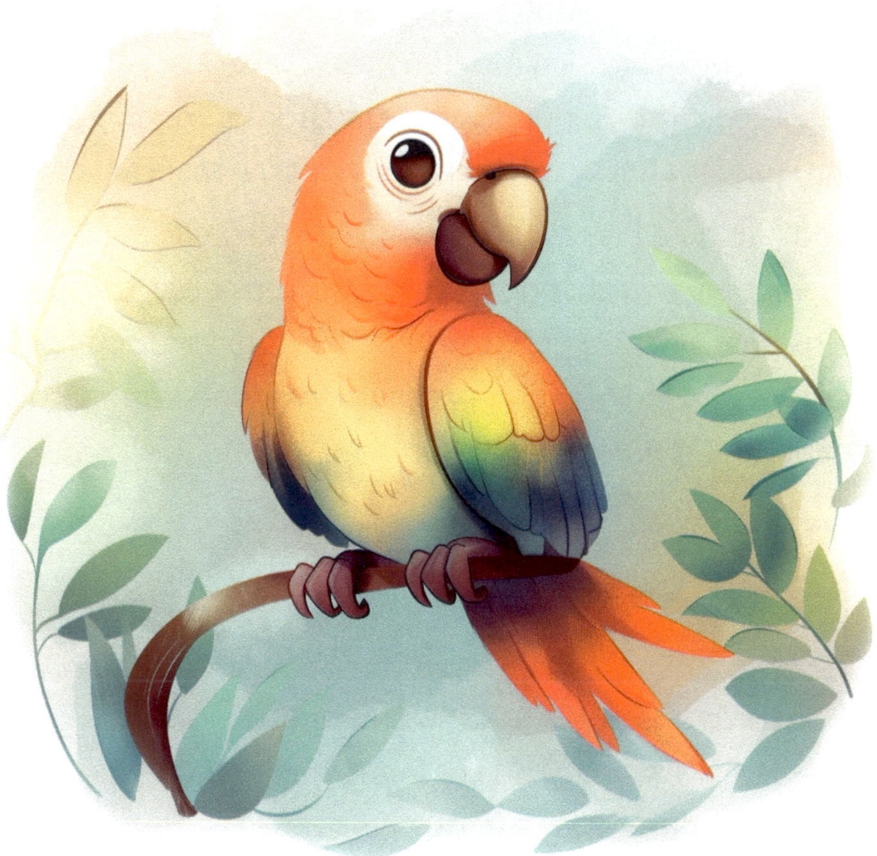

Wie ein Papagei!

Du kannst jede Herausforderung bewältigen!

Wie ein selbstbewusster, mutiger Löwe bist auch du. Mut bedeutet dabei nicht, keine Angst zu haben, sondern seinen Weg zu gehen, auch wenn man sich mal fürchtet. Du kannst tapfer sein, wenn du neuen Herausforderungen begegnest oder du dich deinen Ängsten stellst.

Egal, ob du eine schwierige Aufgabe löst, dich etwas Neues traust oder einfach für das eintrittst, was du für richtig hältst – du bist mutig. Vertraue darauf, um jedes Hindernis zu überwinden und neue Abenteuer zu bestehen.

Mach mit

Denke an eine Situation, in der du mutig warst. Brülle laut wie ein Löwe: „Ich bin mutig!"

Fühlt sich das gut an? Dann erinnere dich an dieses Gefühl, wenn du vor deiner nächsten Herausforderung stehst. Du wirst sehen, dass ein wahrer Löwe in dir steckt!

Ich bin

Mutig!

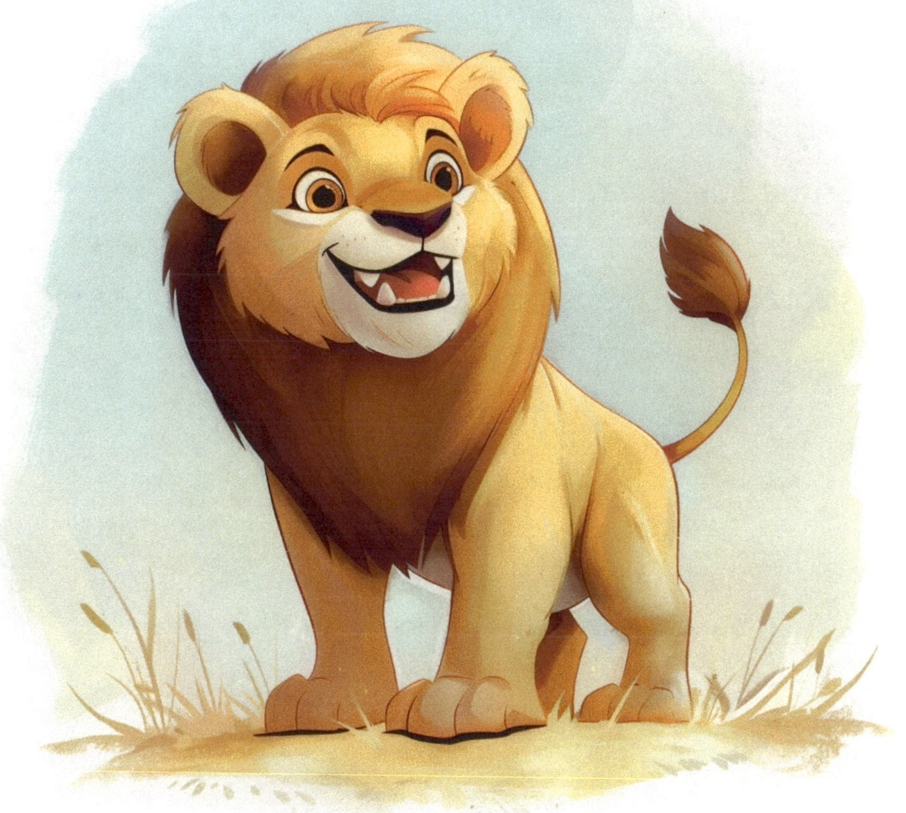

Wie ein Löwe!

Du hast allen Grund, selbstbewusst zu sein!

Stehe zu dir selbst, vertraue auf deine Stärken und glaube an dich. Mit deinem Selbstbewusstsein kannst du alles schaffen. Es spielt keine Rolle, was andere denken oder sagen, denn du kennst dich selbst am besten und weißt, was du alles erreichen kannst!

Schau auf das stolze Wildschwein im Wald – es wird auch nicht von jedem gemocht. Trotzdem strotzt es vor Selbstbewusstsein. Es kennt seinen Wert und weiß, was es alles kann.

Mach mit

Probiere verschiedene Gangarten aus: Schleichen, stampfen, langsam gehen, schnell gehen, laufen. Überlege, wie jemand geht, der selbstbewusst ist. Bewege dich genauso fort und sage laut: „Ich bin selbstbewusst!"

Ich bin selbstbewusst!

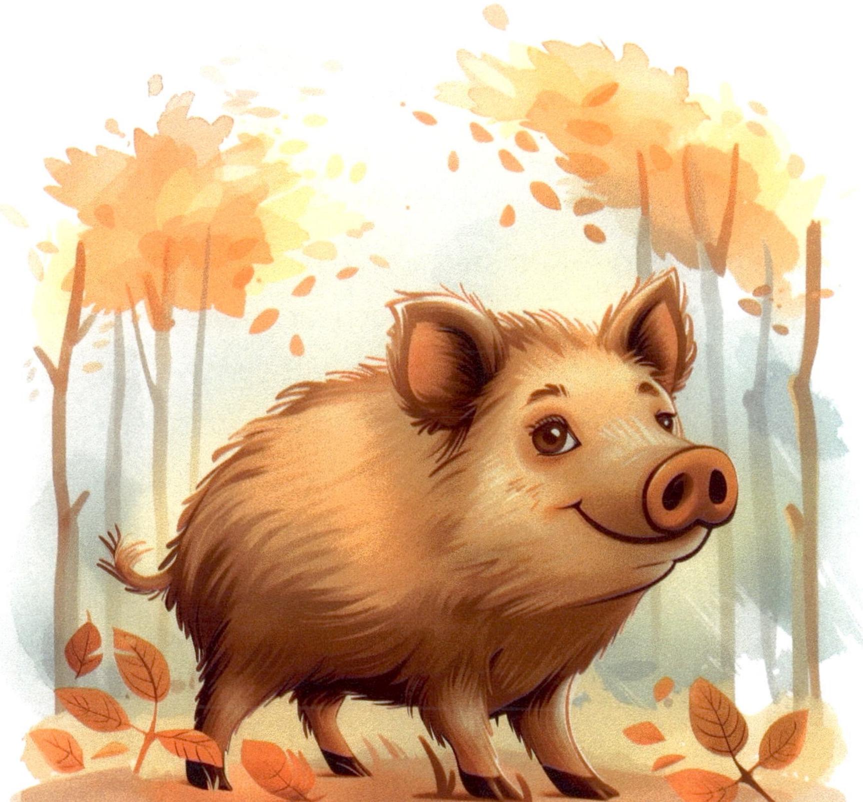

Wie ein Wildschwein!

Dass du geliebt wirst, hat einen Grund!

Wusstest du, dass ein Elefantenbaby fast zwei Jahre im Bauch seiner Mutter wächst? Und auch danach kümmern sich Elefanten liebevoll um ihr Kind. Es ist das absolut Wichtigste für sie. Für deine Eltern und andere, die dich lieben, bist du auch das Wichtigste und Wunderbarste überhaupt.

Aber auch für die Welt stellst du ein kostbares Geschenk dar, auch wenn es noch nicht alle entdeckt haben. Zweifle niemals daran, wie liebenswert und großartig du bist. Schließe deine Augen und denk daran, wie sehr du bereits von anderen geliebt wirst. Lass diese Liebe in dein Herz strömen.

Mach mit

Fasse dir mit der linken Hand an die Nase und streck deinen rechten Arm durch die Lücke über deinem linken Ellenbogen. Dann tröte wie ein Elefant, streck dich weit nach oben und sage: „Ich bin liebenswert und großartig!“

Ich bin liebenswert und großartig!

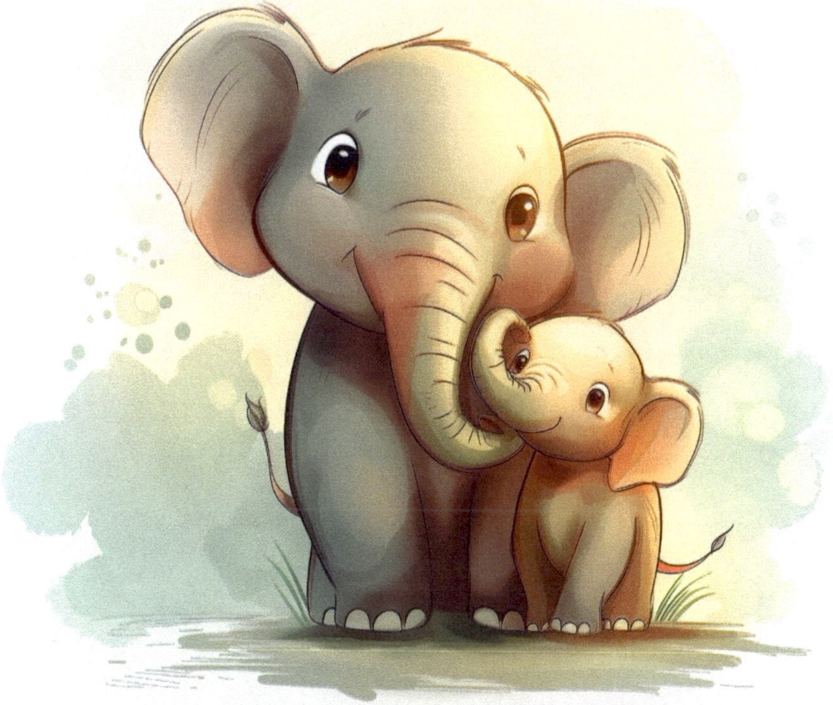

Wie ein Elefant!

Mit deinem Verstand kannst du alles erreichen!

Du bist erstaunlich klug. Darauf kannst du sehr stolz sein! Schlau sein hat nicht unbedingt etwas mit Schulnoten zu tun. Klug zu sein, zeigt sich auf viele verschiedene Arten. Kennst du die Redewendung „Schlau wie ein Fuchs"?

Genauso wie ein Fuchs lernst du schnell und verstehst viel. Und was du gelernt hast, kannst du in verschiedenen Situationen clever anwenden. Du hast viele gute Einfälle.

Mach mit

Magst du Rätsel? Lass dir von deinen Eltern ein Rätsel stellen, das du lösen musst. Du kannst dir auch selbst eine knifflige Frage oder ein Rätsel ausdenken, welches du gerne lösen möchtest. Nutze deine klugen Gedanken, um die Lösung zu finden!

Ich bin schlau!

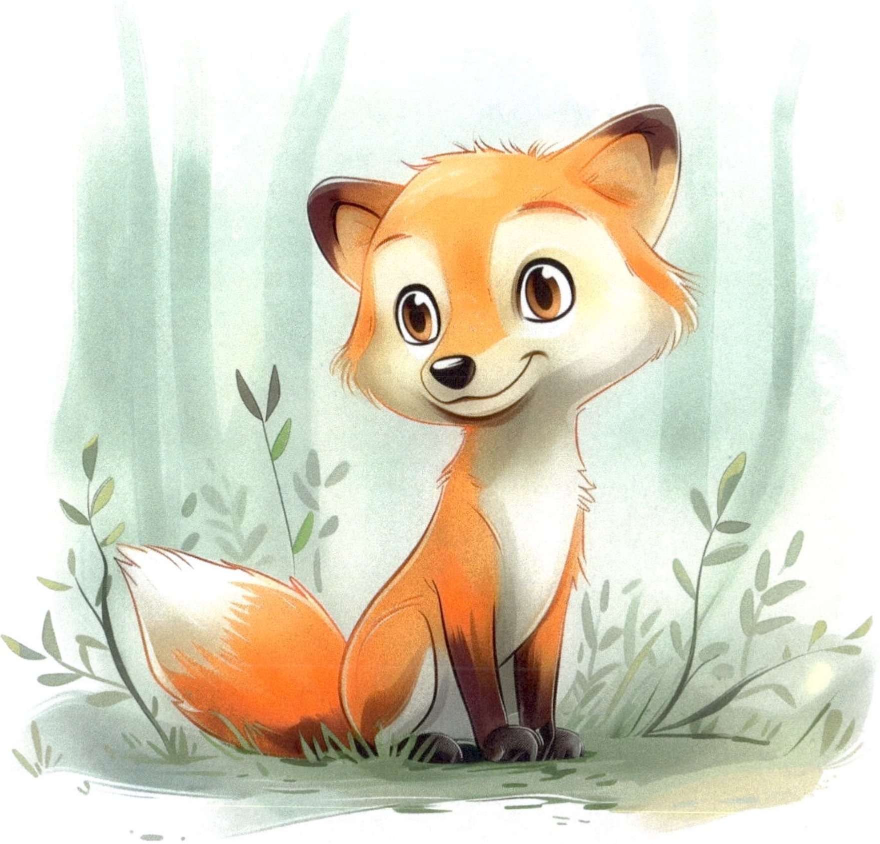

Wie ein Fuchs!

In dir stecken Bärenkräfte, die du nur aktivieren musst!

Du bist unglaublich stark und das ist etwas, was dich wirklich besonders macht. Stark zu sein heißt nicht nur, schwere Sachen heben zu können. Es gibt auch eine innere Stärke: Denke an all die Situationen, in denen du Hindernisse überwunden und schwierige Situationen gemeistert hast. Da hast du viel Stärke gezeigt.

In dir stecken Bärenkräfte, die du immer aktivieren kannst, wenn du sie brauchst. Ein Bär setzt seine ganze Kraft sinnvoll ein, wenn es wirklich darauf ankommt. So kannst auch du deine innere Stärke nutzen, um Herausforderungen zu bewältigen. Du bist wirklich beeindruckend und stark!

Mach mit

Stell dich aufrecht hin und recke deine Arme in die Luft wie ein mächtiger Bär, der seine Kräfte zeigt. Brülle wie ein Bär und spüre die Stärke in dir! Rufe laut: „Ich bin stark!"

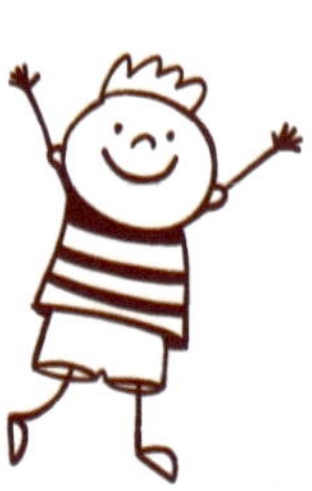

Ich bin **stark!**

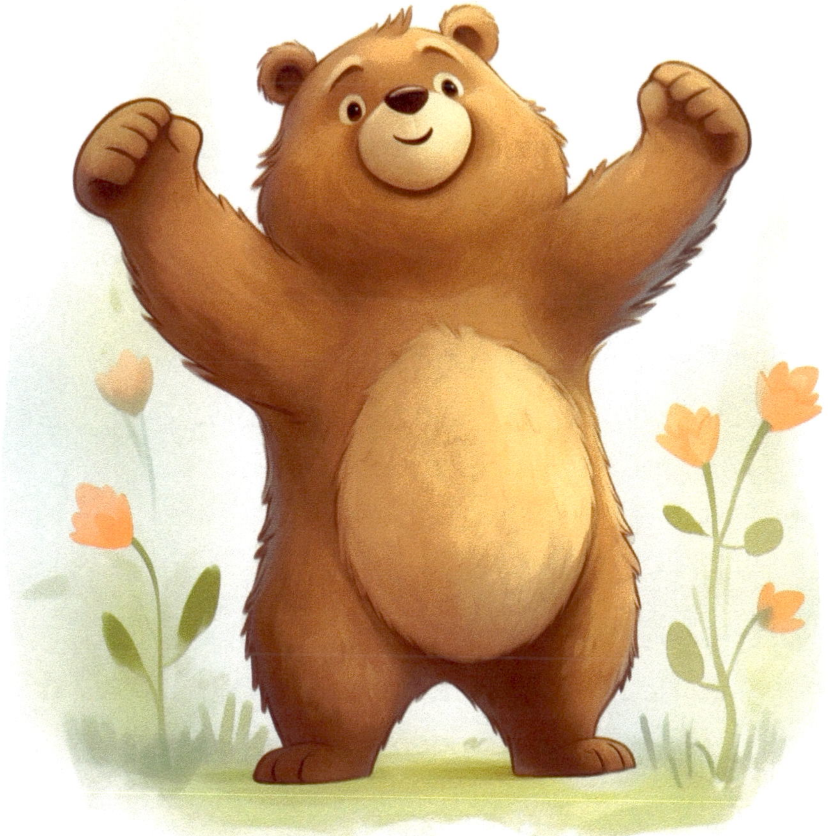

Wie ein Bär!

Du bist so cool wie ein Pinguin!

Du bist cool, genau so, wie du bist! Denke an all die Dinge, die dich einzigartig machen: Deine Interessen, deine Talente und deine Persönlichkeit. Das ist es, was dich wirklich cool macht – so wie ein Pinguin, der selbst einem eisigen Schneesturm trotzt und sich nicht verbiegen muss.

Manche meinen, sie müssten sich verstellen, um andere zu beeindrucken. Das ist nicht nur uncool, sondern fühlt sich auch noch doof an. Du kannst immer du selbst sein. Das macht dich sogar noch cooler, denn nicht jeder traut sich das. Denk daran, wie du deine Einzigartigkeit lebst und wie großartig du dich dabei fühlst. Das ist wirklich cool und du bist es auch!

Mach mit

Hast du ein Kleidungsstück, das du sehr gerne zu Hause anziehst, bei dem du aber Sorge hast, andere könnten es uncool finden? Zieh es an und stell dich vor einen Spiegel. Lächle und sage: „Ich bin cool!"

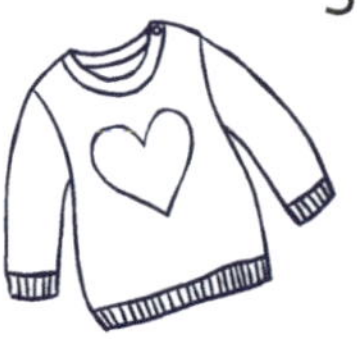

Ich bin Cool!

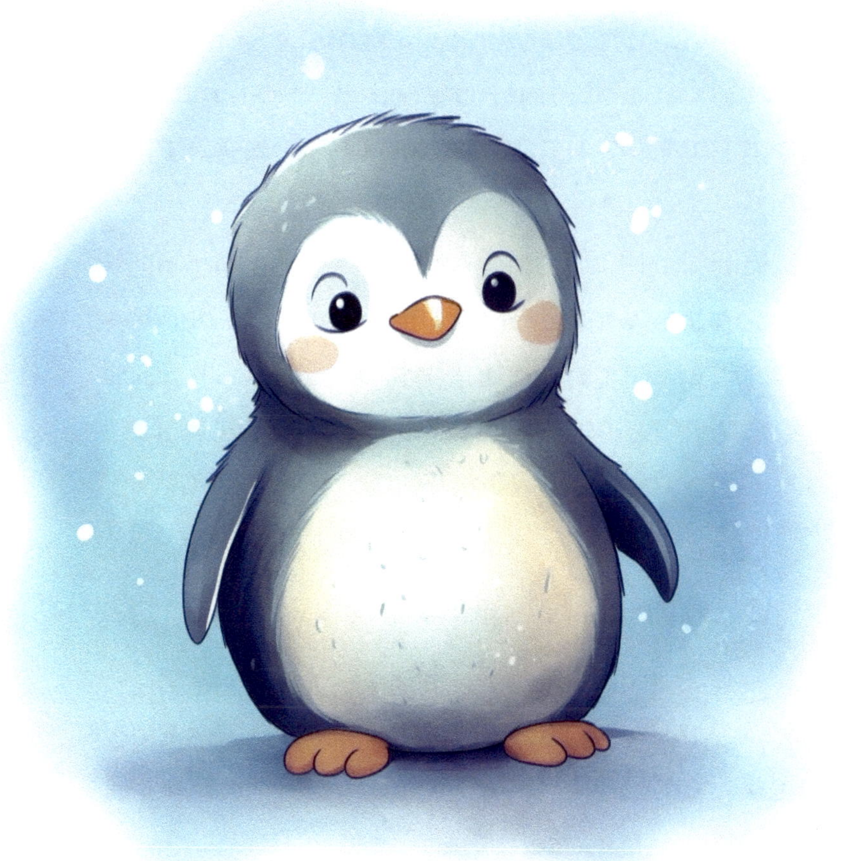

Wie ein Pinguin!

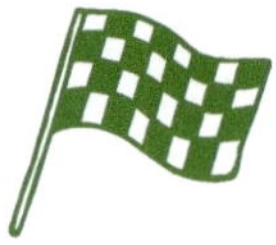

Es ist klasse, wenn du entschlossen deine Ziele verfolgst!

Du weißt ganz genau, was du möchtest. Mutig und voller Ausdauer gehst du deinen Weg. Stell dir vor, wie du deine Entschlossenheit spürst – das ist, als ob du einen starken Funken in deinem Bauch hast, der dir sagt, dass du alles schaffen kannst.

Lass dich nicht aufhalten, wenn etwas mal nicht klappt oder wenn sich dir Hindernisse in den Weg stellen. Du kannst sie überwinden! Stell dir vor, du bist wie ein fröhlicher, starker Widder, der festen Schrittes vorangeht und sich mit seinen starken Hörnern auch bei Hindernissen seinen Weg bahnt.

Mach mit

Schließe deine Augen. Versuche, die Entschlossenheit – den Funken – in dir zu spüren. Öffne deine Augen wieder und rufe laut: „Ich bin entschlossen!“

Ich bin entschlossen!

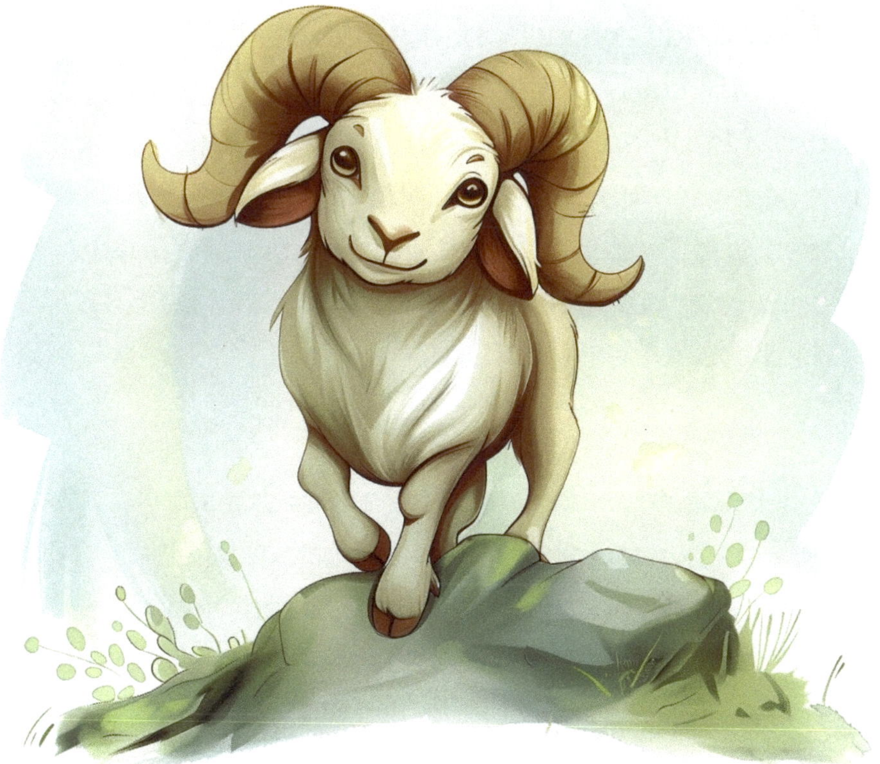

Wie ein Widder!

Wenn die Luft aus dir raus ist, tanke wieder auf!

Es ist unglaublich, was du an einem Tag alles schaffst! Du bist voller Energie, genauso wie eine fleißige Biene, die von Blume zu Blume fliegt und den ganzen Tag unermüdlich Nektar sammelt.

Wenn du das Gefühl hast, dass deine Energie aufgebraucht ist, kannst du sie wieder auftanken. Das funktioniert auf unterschiedliche Weise. Manchmal braucht man Schlaf oder etwas zu Essen und Trinken. Oft hilft aber schon eine kurze Pause oder ein tiefes Ein- und Ausatmen. Dein Energievorrat ist unendlich.

Mach mit

Schließe deine Augen. Atme tief ein und aus und fühle, wie deine Energie sich in dir ausbreitet. Du bist ein richtiges Energiebündel. Überlege, was du heute bereits geschafft hast oder noch vorhast. Öffne deine Augen wieder und rufe: „Ich bin voller Energie!“

Ich bin voller Energie!

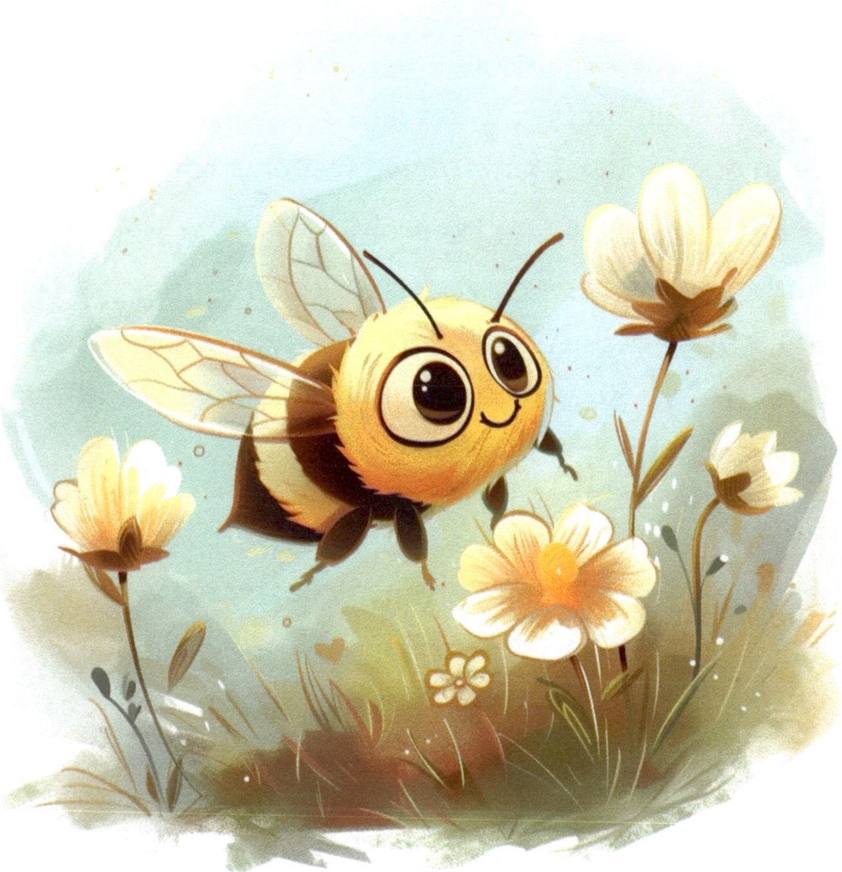

Wie eine Biene!

Aus Fehlern kannst du viel lernen!

Kennst du das Sprichwort „Aus Fehlern wird man klug“? Fehler zu machen, kann sich richtig blöd anfühlen, aber dadurch lernt man oft viel besser, als wenn alles auf Anhieb gelingt. Deshalb kannst du dich sogar freuen, wenn du einen Fehler machst, denn der bringt dich meist viel weiter voran.

Es hat auch nichts mit Dummheit zu tun, wenn man Fehler macht, denn das passiert jedem – ganz egal, wie schlau man ist. Selbst dem klugen Eichhörnchen passiert es immer wieder, dass es Nüsse versteckt und nicht alle Verstecke wiederfindet.

Mach mit

Schreibe „Ich darf Fehler machen!“ auf einen kleinen Zettel und lege ihn in eine halbe Walnussschale. Du kannst dir die Schale an einen Platz in deinem Zimmer stellen, wo du immer daran erinnert wirst, dass du Fehler machen darfst.

Ich darf
Fehler machen!

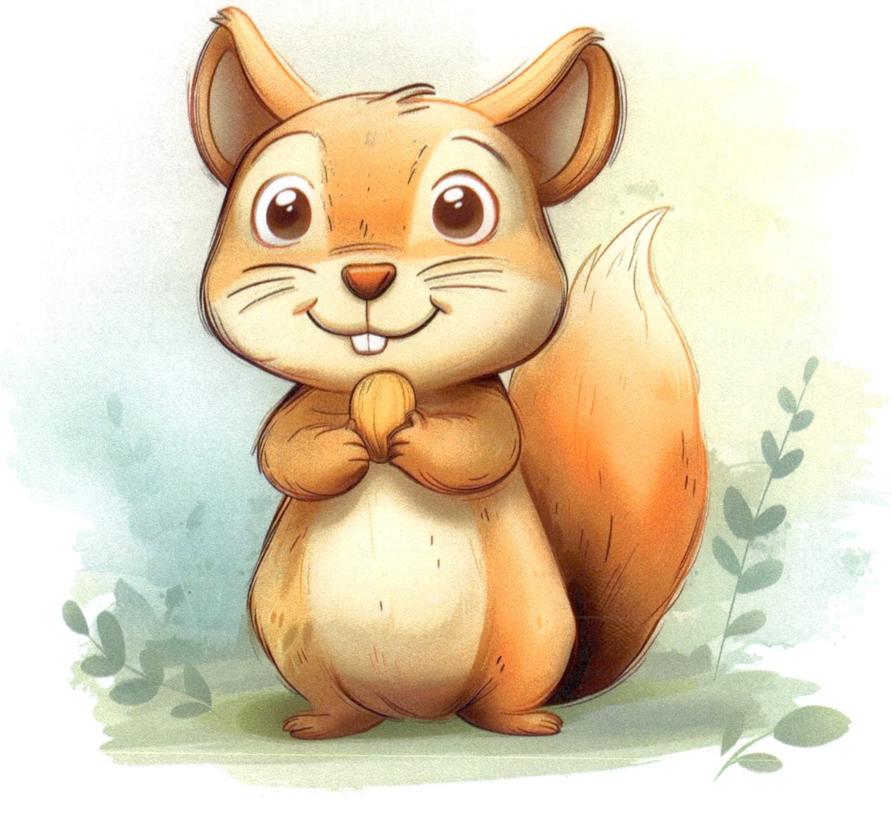

Wie ein Eichhörnchen!

Lass deine Wut zu und lass sie wieder raus!

Wut ist ein normales Gefühl. Natürlich darfst du wütend sein! Wichtig ist nur, dass du die Wut auch wieder rauslässt. Deinen Ärger herunterzuschlucken, macht es nämlich noch schlimmer. Manchmal kann es schon helfen, über seine Wut zu sprechen oder in ein Kissen zu hauen.

Manchmal sitzt die Wut aber auch so fest, dass man sie hinausschreien muss. Stell dir einen Affen vor, der mit seinen Fäusten auf die Brust schlägt und seine Wut einfach hinausbrüllt. Du kannst deine Wut auch hinausschreien. Wähle dazu am besten einen Ort, an dem du für dich allein sein kannst.

Mach mit

Suche dir draußen einen Ort, an dem du dich gut fühlst. Überlege, ob es etwas gibt, was dich gerade ärgert oder wütend macht. Stell dich gerade hin, atme tief durch und schreie dir alles von der Seele!

Ich darf wütend sein!

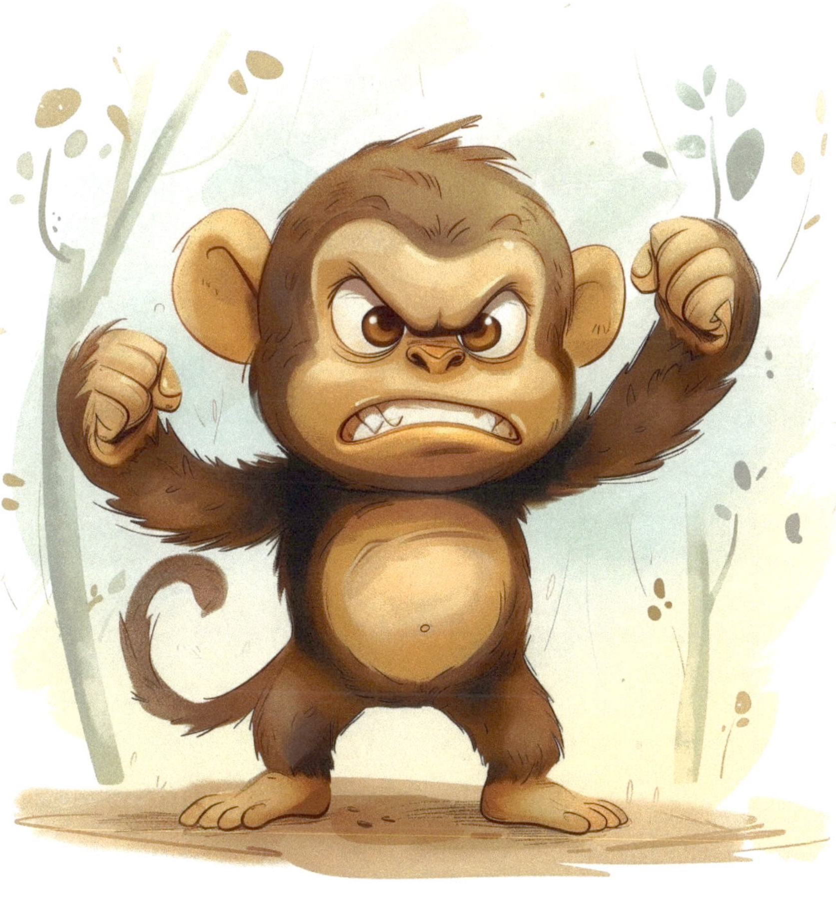

Wie ein Affe!

Wenn du traurig bist, darfst du das fühlen!

Es ist vollkommen in Ordnung, wenn du traurig bist. Manchmal gibt es Situationen, die dich bekümmern oder verletzen. Das ist ganz normal. Wenn ein Igel traurig ist, kann er sich zu einem Ball zusammenrollen und so den anderen zeigen, dass er sich gerade nicht wohlfühlt.

Du musst deine Traurigkeit nicht verstecken. Du darfst deine Gefühle zulassen und darüber sprechen, wenn du möchtest. Weine ruhig, wenn dir danach zumute ist. Es ist wichtig zu verstehen, dass Traurigkeit zum Leben dazugehört. Gefühle zu zeigen, macht dich nicht schwach, sondern stark!

Mach mit

Finde einen ruhigen Ort, an dem du dich wohlfühlst. Denke an etwas, das dich traurig gemacht hat, und lass deine Gefühle heraus. Du kannst weinen oder deine Gedanken in einem Tagebuch aufmalen oder aufschreiben. Das hilft dir, deine Traurigkeit zu verarbeiten und dich besser zu fühlen.

Ich darf traurig sein!

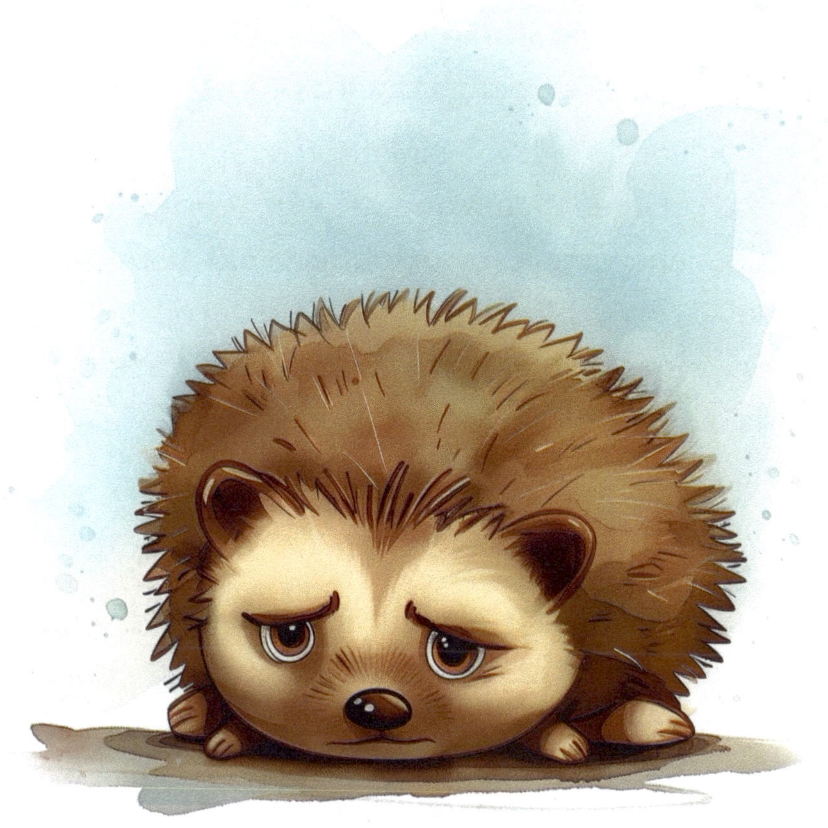

Wie ein Igel!

Keine Sorge, wenn es mal schwierig wird: Du schaffst das!

Manchmal gibt es in unserem Leben schwierige Momente, in denen wir uns überfordert fühlen. Aber du brauchst keine Angst zu haben, denn du hast die Stärke, durchzuhalten! Es gibt immer einen Weg, der zurück ins Glück führt.

Stell dir vor, du bist wie eine tapfere Schildkröte, die sich in ihren dicken und sicheren Panzer zurückzieht, wenn es ungemütlich wird. Dort findet sie Schutz. Denke an den Ort, der dir ein schützendes Gefühl gibt. Schließe deine Augen und stell dir vor, du wärst an diesem Ort – wie die Schildkröte in ihrem Panzer.

Mach mit

Erinnere dich an eine Situation, die schwierig für dich war. Wie hat es sich angefühlt, als die Situation vorbei war? Halte dieses Gefühl fest. Du kannst deine Gefühle auch aufschreiben oder ein passendes Bild dazu malen.

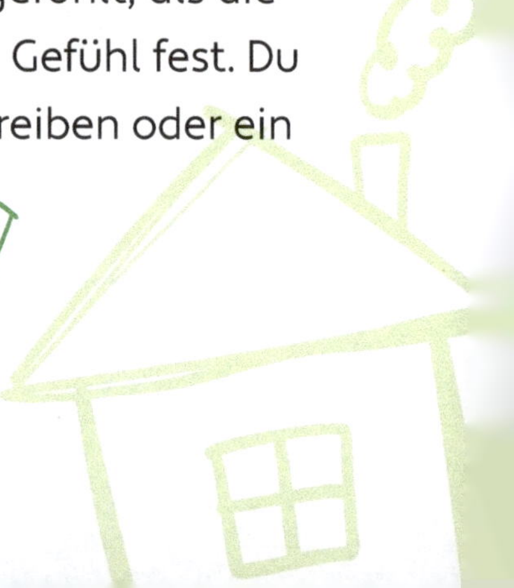

Ich halte durch,

auch wenn es mal
schwierig wird!

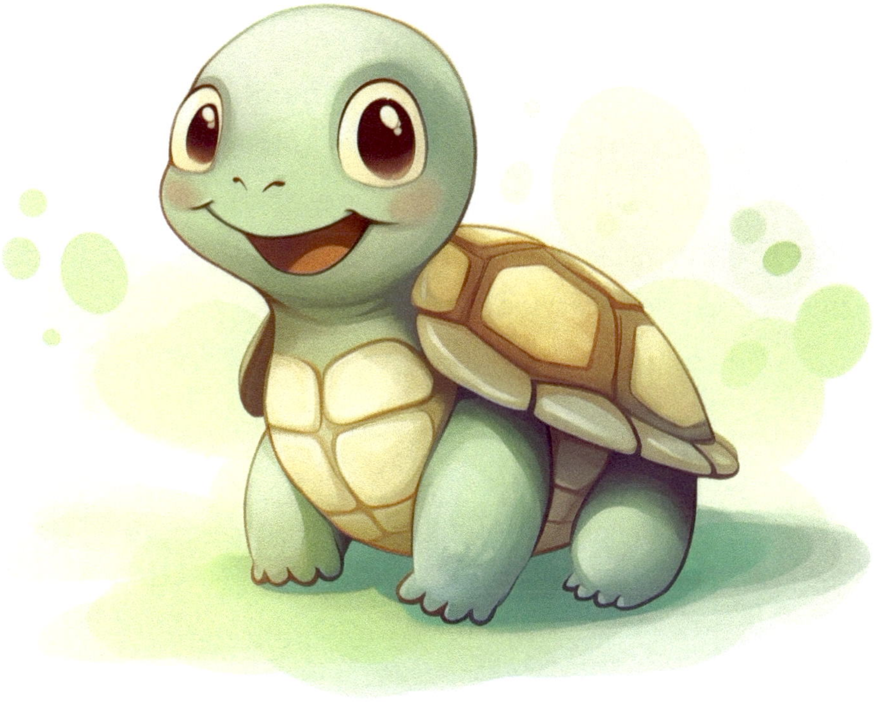

Wie eine Schildkröte
in ihrem Panzer!

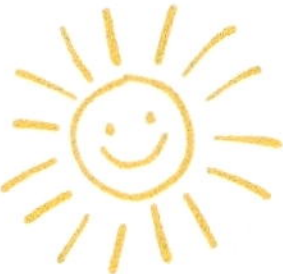

Du bist der Sonnenschein, den andere brauchen!

Für deine Familie und Freunde bist du wie die Sonne, die den Tag erhellt. Vielleicht haben deine Eltern dich sogar schon mal „Sonnenschein“ genannt, denn dein fröhliches Lachen strahlt hell und ist ansteckend.

Hast du schon mal ein kleines Glühwürmchen gesehen, das im Dunkeln leuchtet und alle verzaubert? Auch du erhellst anderen den Tag: Du bringst so viel Wärme und Licht in die Herzen der Menschen!

Mach mit

Wer aus deiner Familie oder von deinen Freunden kann heute etwas Sonnenschein gebrauchen? Mach der Person ein Kompliment und bringe sie zum Strahlen. Du kannst dazu auch kleine Sonnen malen, ausschneiden und verschenken.

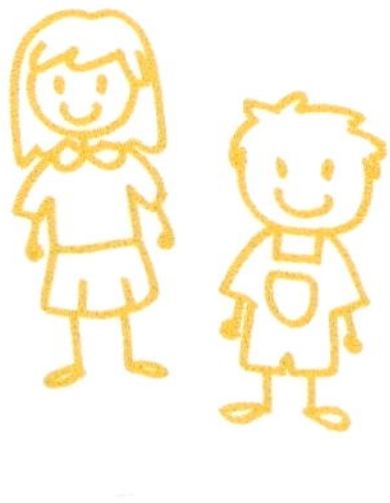

Ich bin ein Sonnenschein!

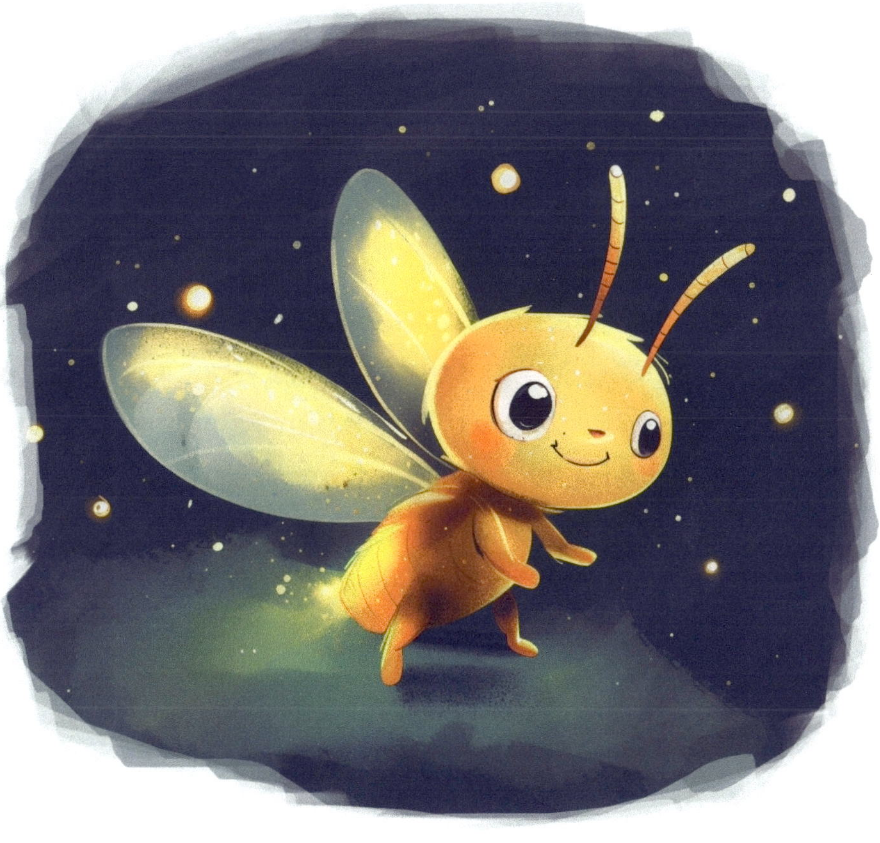

Wie ein Glühwürmchen,
das im Dunkeln leuchtet!

Zeige deine Gefühle so, wie du es magst!

Es ist völlig richtig, deine Gefühle zu zeigen. Egal, ob du glücklich, ängstlich, traurig, wütend oder aufgeregt bist – du darfst deine Gefühle ausdrücken. Das geht mit Worten oder auch ohne. Es gibt viele Möglichkeiten, dich mitzuteilen.

Hast du mal eine Katze beobachtet, die gestreichelt werden möchte? Sie kann nicht sprechen, zeigt aber deutlich, was sie will. Wenn du in den Arm genommen werden willst, aber es nicht sagen magst, dann kuschle dich einfach wie eine Katze an deinen Lieblingsmenschen. Wichtig ist, dass du weißt, dass du deine Gefühle zeigen darfst, denn sie sind ein wichtiger Teil von dir.

Mach mit

Überlege dir, wie man Gefühle ohne Worte zeigen kann. Erkennst du Gefühle auch bei anderen? Suche dir jemanden, mit dem du „Gefühle raten“ spielst: Du zeigst ein Gefühl und der andere rät. Dann tauscht ihr. Sagt auch, woran ihr das Gefühl erkannt habt.

Ich darf meine Gefühle zeigen!

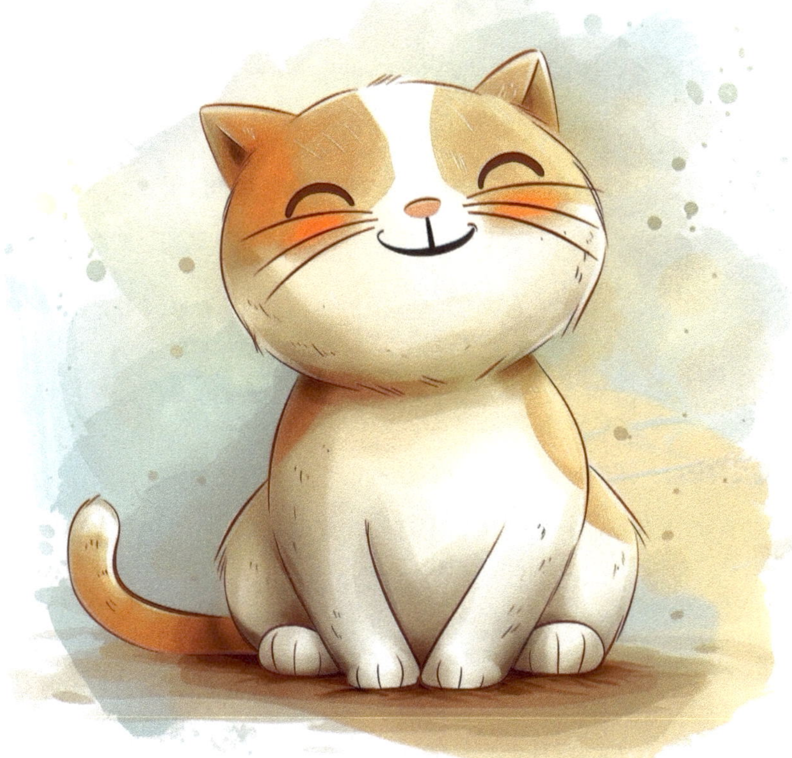

Wie eine Katze!

Wirf deine schlechten Gedanken einfach weit von dir!

Haben sich bei dir Gedanken eingeschlichen, die dich traurig machen? Das ist nicht schlimm und kann immer mal wieder passieren. Aber du kannst diese blöden Gedanken ganz schnell loswerden!

Schau dir an, wie sich eine Schlange häutet und ihr altes Hautkleid abstreift. Genauso wie die Schlange, die sich von ihrer Vergangenheit befreit und erneuert, kannst auch du alle schlechten Gedanken hinter dir lassen.

Mach mit

Schreibe oder zeichne auf, was dich bedrückt. Falte das Blatt danach ganz klein zusammen und wirf es mit aller Kraft in einen Papierkorb. Rufe dabei laut: „Ich lass alle schlechten Gedanken los!" Kannst du schon spüren, wie leicht und frei du dich fühlst?

Ich lass alle schlechten Gedanken los!

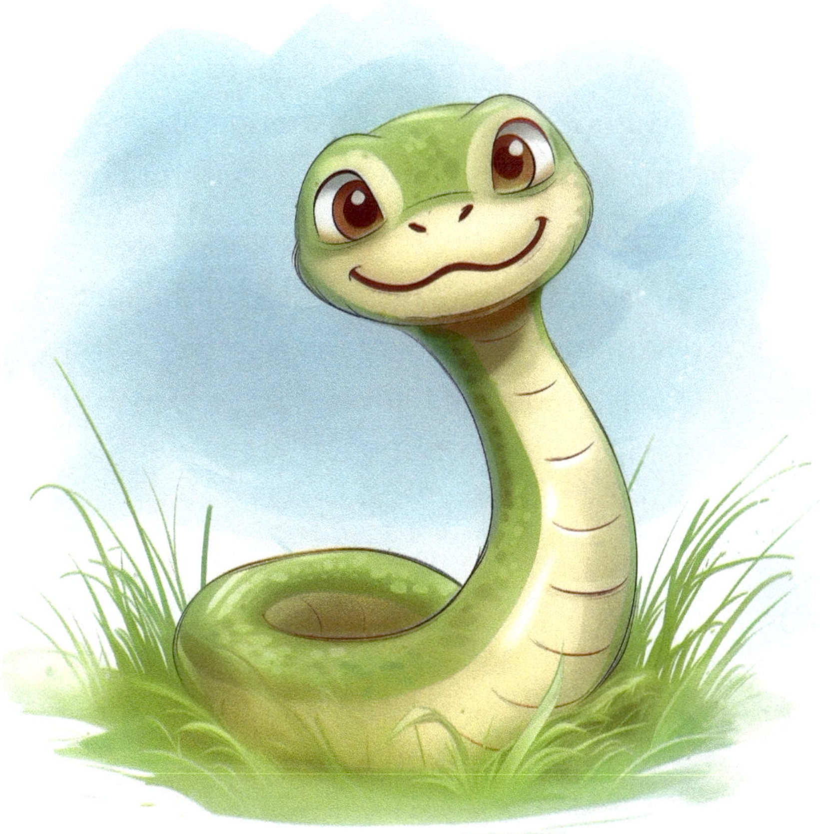

Wie eine Schlange, die sich häutet!

Du kannst nicht alles wissen, aber alles lernen!

Die ganze Welt steht dir offen und du kannst alles lernen, was du möchtest. Es gibt keine Grenzen für das, was du erreichen kannst, wenn du fleißig lernst und dein Bestes gibst. Manchmal fällt dir das leicht und ein anderes Mal ist es vielleicht etwas schwieriger oder auch anstrengend. Aber denk daran, dass jedes Lernen dich weiterbringt und dich wachsen lässt.

Wusstest du, dass Eulen eine gewisse Intelligenz vererbt bekommen? Trotzdem müssen sie – genau wie du – noch einiges dazulernen. Das machen sie voller Neugier und Freude. Du wirst staunen, was auch du mit der Zeit alles lernen wirst!

Mach mit

Nenne drei Dinge, die du in der letzten Woche gelernt hast. Fühlt es sich nicht toll an, dass du das alles jetzt schon kannst und weißt?

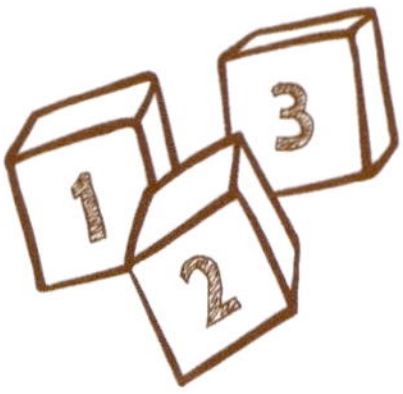

Ich kann alles lernen!

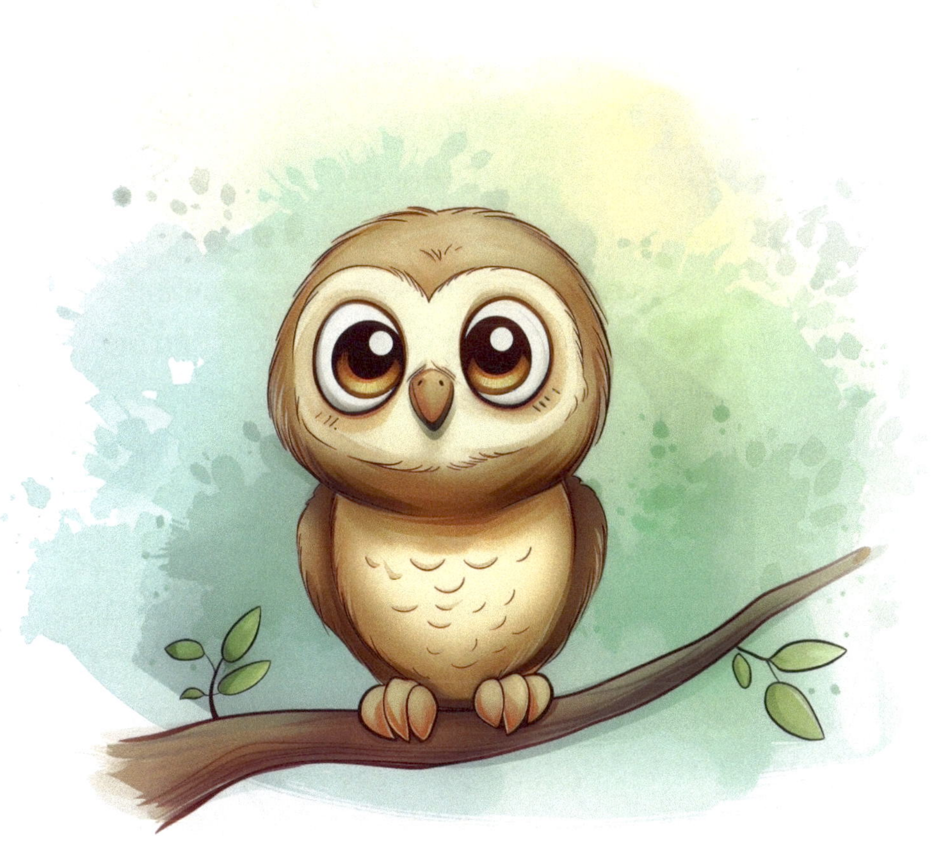

Wie eine Eule!

Traue dir alles zu, dann schaffst du es auch!

Kennst du den Spruch „Es ist noch kein Meister vom Himmel gefallen“? Das bedeutet, dass es in Ordnung ist, wenn dir mal etwas schwerfällt oder nicht auf Anhieb klappt. Sei nicht enttäuscht, denn niemand ist von Anfang an ein Experte oder Meister.

Auch wenn dir etwas als unmöglich erscheint, kannst du es trotzdem schaffen! Hättest du zum Beispiel gedacht, dass eine Biberfamilie einen zehn Meter langen Staudamm bauen kann? Dafür brauchen die Biber zwar eine ganze Woche, aber es entsteht in vielen kleinen Schritten aus Ästen, Zweigen, Pflanzen, Steinen und Schlamm ein starker Damm.

Mach mit Überlege dir, was du gerne in einer Woche erreichen möchtest. Möchtest du ein Gedicht auswendig lernen, ein besonderes Bild malen oder dich mutig einer neuen Aufgabe stellen? Setz dir ein kleines Ziel und arbeite jeden Tag ein bisschen daran, Schritt für Schritt. Du wirst merken, wie gut du vorankommst und dass du alles schaffen kannst!

Ich kann alles schaffen!

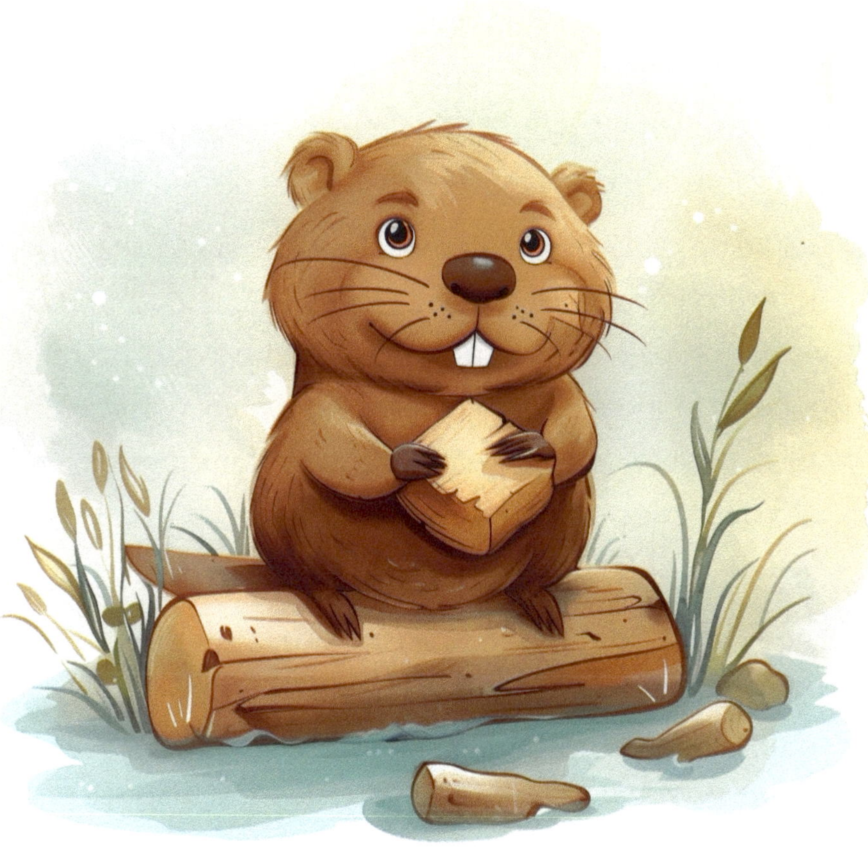

Wie ein Biber!

Vertraue auf dein Herz, dann triffst du die besten Entscheidungen!

Kennst du das Gefühl, dass sich etwas ganz falsch oder genau richtig anfühlt? Vertrau auf dieses Gefühl. Es ist dein Herz, das dir deinen Weg zeigen möchte. Es weiß, was richtig für dich ist. Wenn du auf dein Herz hörst, findest du den Weg zu deinen Träumen.

Denke an den Hasen, der manchmal unsicher und ängstlich ist, aber trotzdem seinem Gefühl folgt und weiß, wohin er laufen muss. Genauso kannst auch du auf deine innere Stimme hören und fühlen, was du tun sollst. Dein Herz ist wie ein magischer Kompass, der dich durch das Leben führt.

Mach mit

Lege deine Hand auf deine Brust und schließe die Augen. Spürst du dein Herz, wie es ruhig und gleichmäßig schlägt? Es ist immer für dich da. Wenn du auf dein Herz hörst, wirst du Glück und Zufriedenheit finden.

Ich höre auf

Mein Herz!

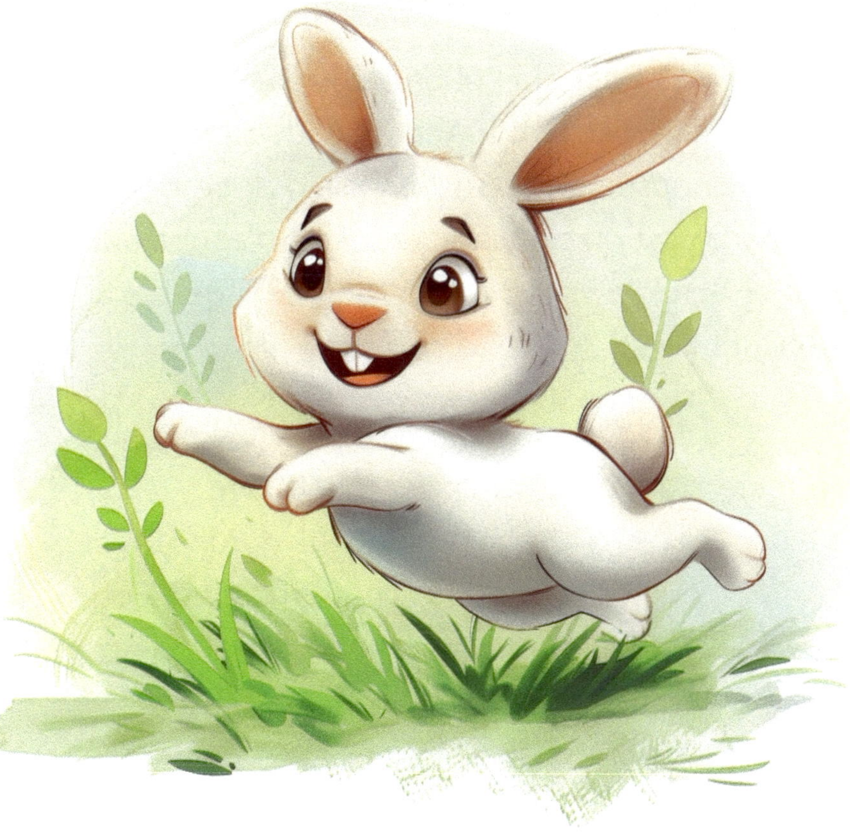

Wie ein Hase!

Vertraue dir selbst und glaube an dich!

Du darfst an dich selbst glauben, denn du hast so viele besondere Fähigkeiten, die dich ausmachen. Es gibt kaum etwas, das du nicht erreichen kannst!

Wusstest du, dass ein Kolibri seitwärts und sogar rückwärts fliegen kann? Andere Vögel können das nicht. Genauso gibt es Sachen, die dich besonders machen. Hast du sie schon entdeckt? Glaube an dich und an die vielen wunderbaren Dinge, die du erreichen wirst.

Mach mit

Erinnere dich nun an ein paar tolle Dinge, die du schon erreicht hast und denk daran, dass du noch viel mehr schaffen kannst. Sage laut: „Ich glaube an mich!“

Ich glaube an mich!

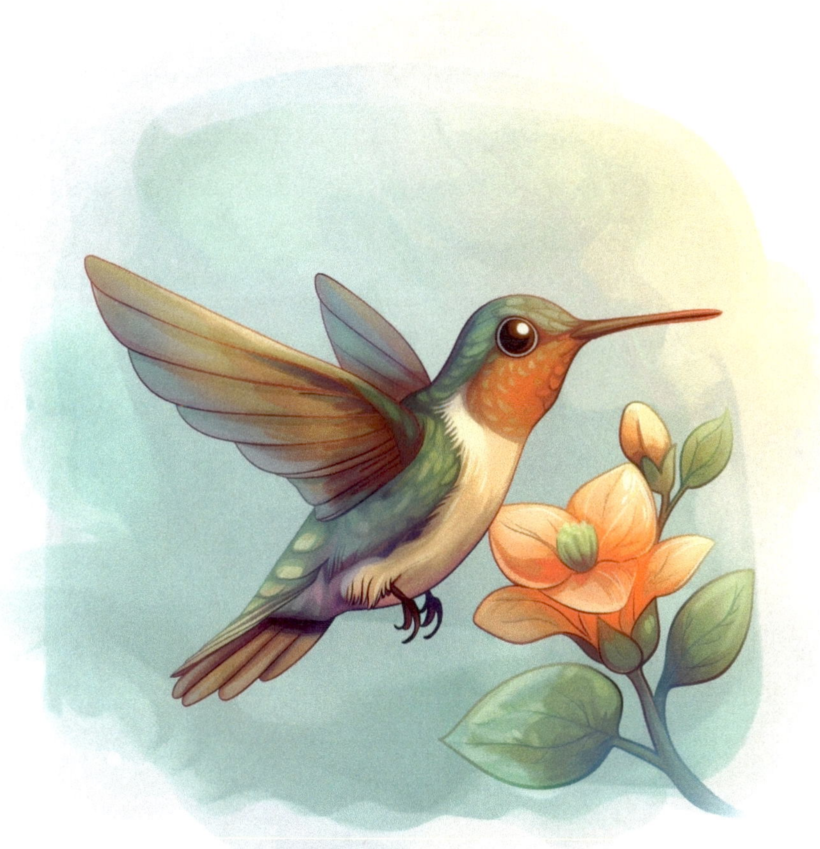

Wie ein Kolibri!

Wenn du neugierig bist, entdeckst du viele tolle Dinge!

Es ist großartig, dass du so neugierig bist. Du kannst immer Fragen stellen und nach Antworten suchen. Denk daran: Es gibt keine dummen Fragen, aber tolle Chancen, etwas Neues zu lernen. Deine Neugier kann dir Türen zu aufregenden Abenteuern öffnen. Sie hilft dir auch, die Welt besser zu verstehen.

Stell dir vor, du bist ein kleiner Forscher – wie ein Waschbär, der jeden Tag auf Entdeckungsreise geht und alles untersucht, was ihm in seine geschickten Pfoten fällt. Deine Neugier macht dich klug und stark!

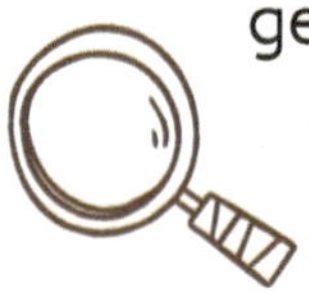

Mach mit

Geh diese Woche auf eine kleine Entdeckungstour in die Natur. Suche nach interessanten Blumen oder Insekten. Schau sie dir genau an und male ein Bild von dem, was du entdeckt hast. Versuche herauszufinden, wie die Blumen und Insekten heißen.

Ich bin neugierig!

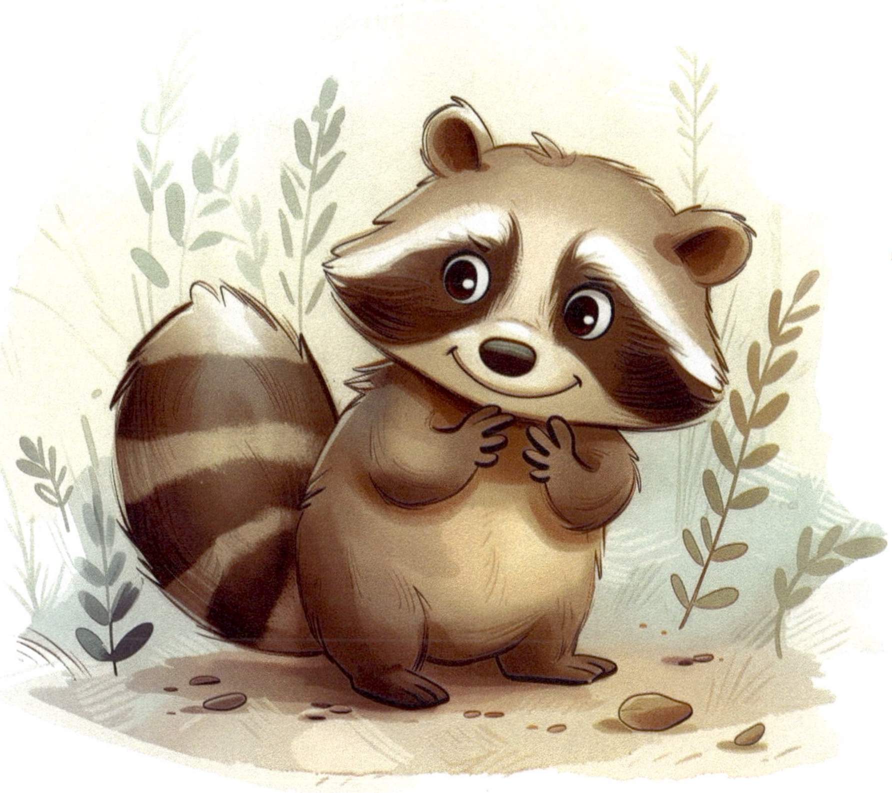

Wie ein Waschbär!

Erfülle dir deine Träume und werde, was immer du möchtest!

Bestimmt hast du schon einige Vorstellungen von dem, was du später einmal beruflich machen willst. Lass dir von niemandem einreden, dass du etwas nicht kannst. Glaube an dich und an deine Träume! Du selbst kennst dich besser als alle anderen und du weißt, was in dir steckt.

Einer Raupe sieht man nicht an, dass sie irgendwann mal fliegend die Welt erkunden wird. Und dennoch wird aus ihr ein bunter Schmetterling, der überall hinfliegen kann. Genauso wie die Raupe, die sich zu einem Schmetterling verwandelt, kannst auch du alles werden, was du dir vornimmst. Deine Zukunft liegt in deinen Händen!

Mach mit Male ein Bild von dem, was du später einmal werden möchtest. Träume groß und bunt! Stell dir vor, wie du eines Tages genau das erreichen wirst. Schau dir dein Bild an und sage laut: „Ich kann alles werden, was ich will!“

Ich kann alles werden, was ich will!

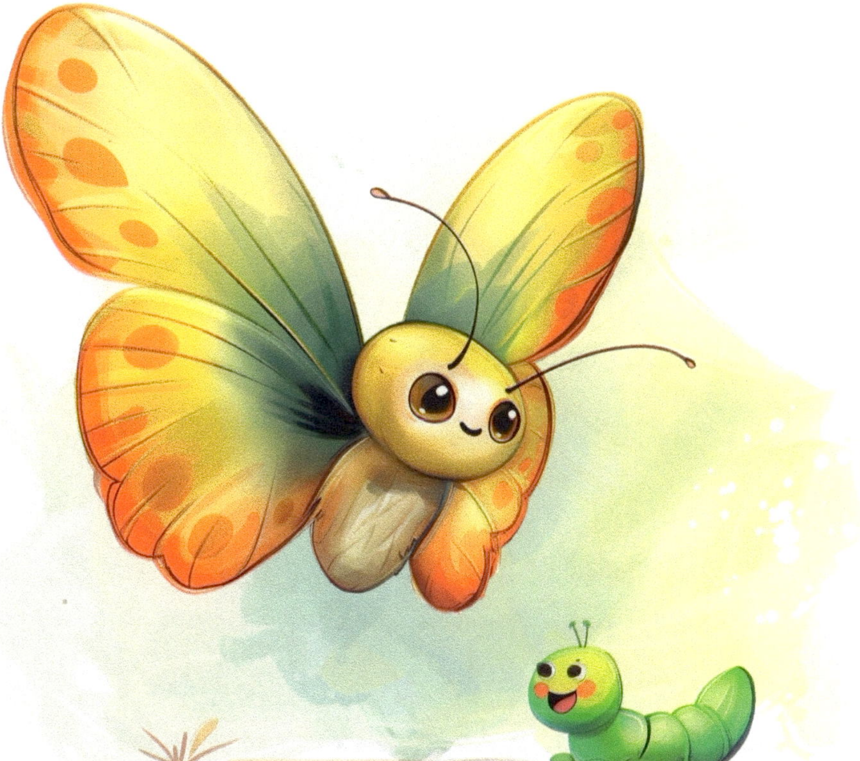

Wie eine Raupe, die zum Schmetterling wird!

Du wirst geliebt und beschützt!

Jedes Kind braucht einen Platz, an dem es sich sicher und geborgen fühlt – wie ein Kängurubaby im Beutel seiner Mutter. Diesen ganz besonderen Schutz findest du auch in deiner Familie. Hier gibt es Menschen, die immer für dich da sind und die sich um dich kümmern. Sie lieben und beschützen dich.

Wenn das Kängurubaby älter ist und ab und zu nach draußen klettert, weiß es trotzdem, dass es bei Gefahr zurück in den Beutel schlüpfen kann. Auch die Liebe und der Schutz deiner Familie bleibt immer da.

Mach mit

Denke an die Menschen in deinem Leben, die sich um dich kümmern und dich beschützen. Schreibe oder male ihnen eine kleine Dankeskarte, um zu zeigen, wie wichtig sie für dich sind.

Du kannst auch ein Foto mit ihnen machen und es auf ein Blatt kleben. Schreibe selbst oder lass dir den Satz dazu schreiben: „Ich fühle mich sicher und geborgen!“ Hänge das Blatt so auf, dass du es jeden Tag siehst.

Ich fühle mich sicher und geborgen!

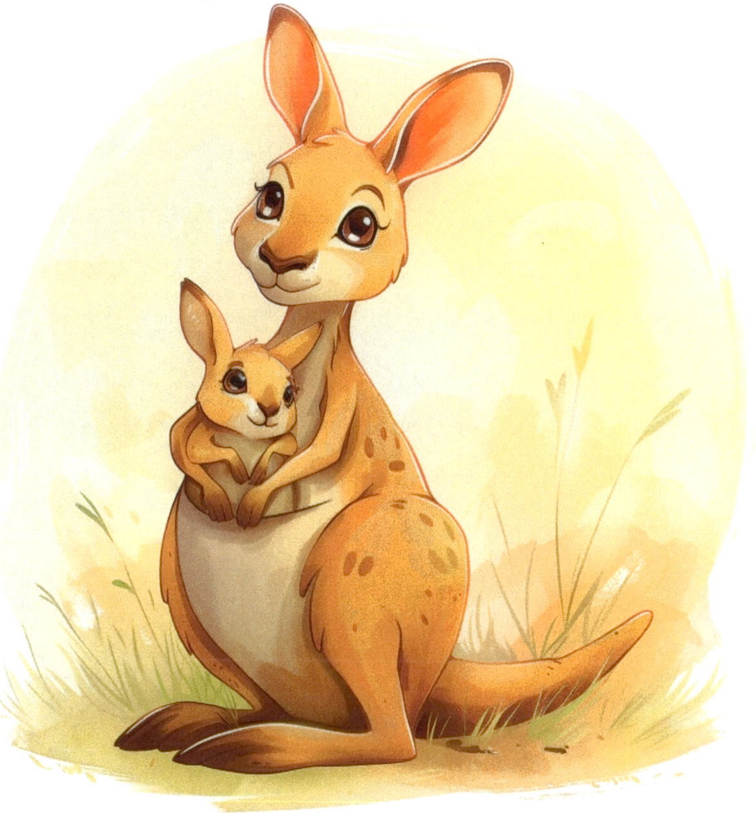

Wie ein Kängurubaby im Beutel seiner Mutter!

Wenn du glücklich bist, teile deine Freude mit!

Glücklich zu sein, ist wunderbar! Es gibt so viele Gründe, um glücklich zu sein. Vielleicht hast du heute etwas Neues gelernt, einen Freund getroffen oder einfach nur die Sonne scheinen sehen. Die Gründe sind ganz egal. Freue dich einfach und teile deine Freude mit anderen.

Wusstest du, dass Glücklichsein so ansteckend ist, wie ein herzhaftes Lachen? Wenn du glücklich bist und es zeigst, steckst du andere mit deiner guten Laune an. Genauso wie ein Panda, der in China ein Symbol für Glück und Freude ist und viele Menschen mit seiner lustigen Art zum Lächeln bringt, kannst auch du ein Glücksbote sein.

Mach mit

Setz dich gemütlich hin und stoppe die Zeit: Lächle 30 Sekunden lang! Wie hat sich das angefühlt? Erzähle es jemandem aus deiner Familie und wiederholt es gemeinsam.

Ich bin glücklich!

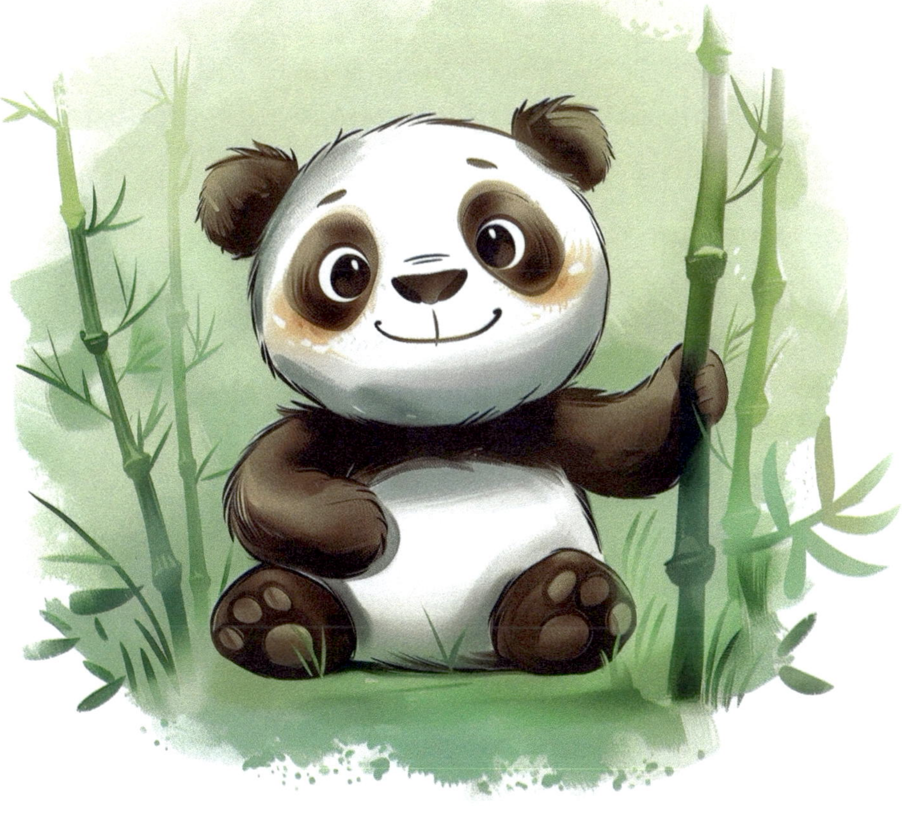

Wie ein Panda!

Du darfst für all die schönen Dinge dankbar sein!

Dankbar zu sein bedeutet, die vielen kleinen und großen Freuden im Leben zu schätzen. Es gibt stets etwas, wofür du dankbar sein kannst: Zum Beispiel dafür, dass ein Freund zum Spielen vorbeikommt, für eine Umarmung deines Lieblingsmenschen oder einen liebevoll gedeckten Frühstückstisch.

Denke an den Koala, der gemütlich in seinem Eukalyptusbaum sitzt und sich über jeden saftigen Bissen freut. Genauso kannst auch du für all die schönen Dinge, die du hast, dankbar sein!

Mach mit

Schließe die Augen und denke an drei Dinge, für die du dankbar bist. Es können deine Familie oder Freunde, dein Lieblingsessen oder Spielzeug sein. Wenn du sie dir vorgestellt hast, sage laut: „Ich bin dankbar für…“ und nenne die drei Dinge. Spüre, wie warm und glücklich du dich dabei fühlst!

Ich bin dankbar!

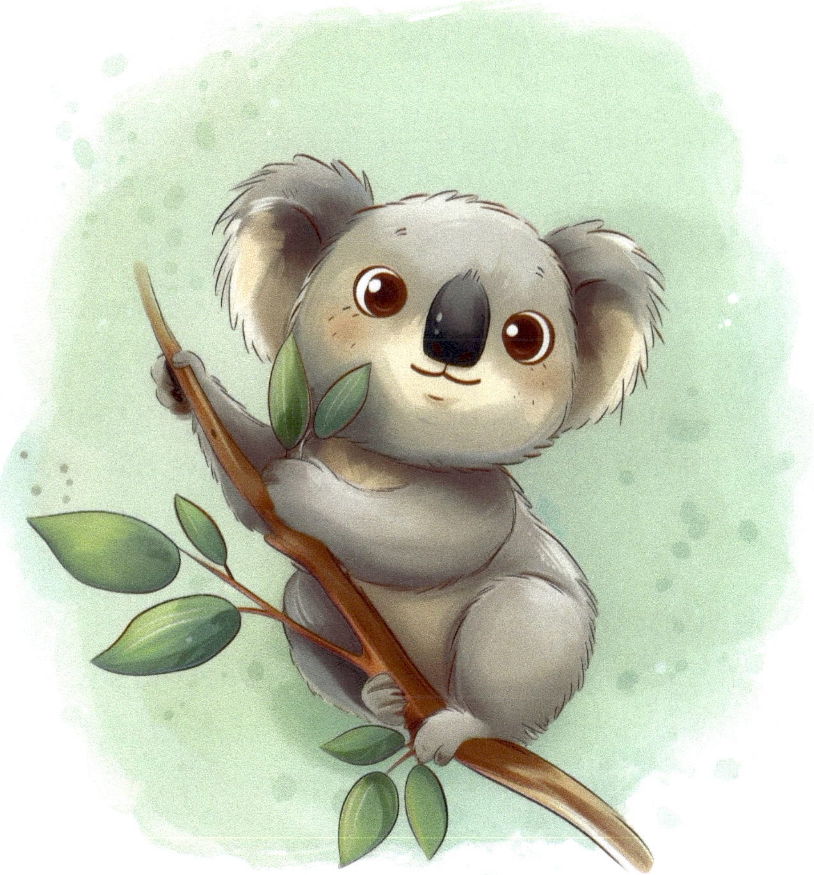

Wie ein Koala!

Vertraue darauf, dass du immer geliebt wirst!

Die Liebe deiner Familie und deiner Freunde ist wie ein wärmendes Entennest, in dem du sicher und glücklich sein kannst. Du hast keinen Grund, an dieser Liebe zu zweifeln, auch wenn es einmal Streit gibt oder böse Worte fallen. Das ändert nichts daran, dass du geliebt wirst. Vergiss das nie!

Sich zu streiten gehört zum Leben dazu, genauso wie sich danach wieder zu vertragen. Stell dir eine schnatternde Entenfamilie vor, in der es auch mal bunt und laut zugeht. Trotzdem haben sich alle lieb.

Mach mit

Wenn du möchtest, kannst du heute einer Person aus deiner Familie sagen, wie lieb du sie hast. Die Reaktion und Antwort dieser Person wird dir bestimmt gefallen und guttun.

Ich werde immer geliebt!

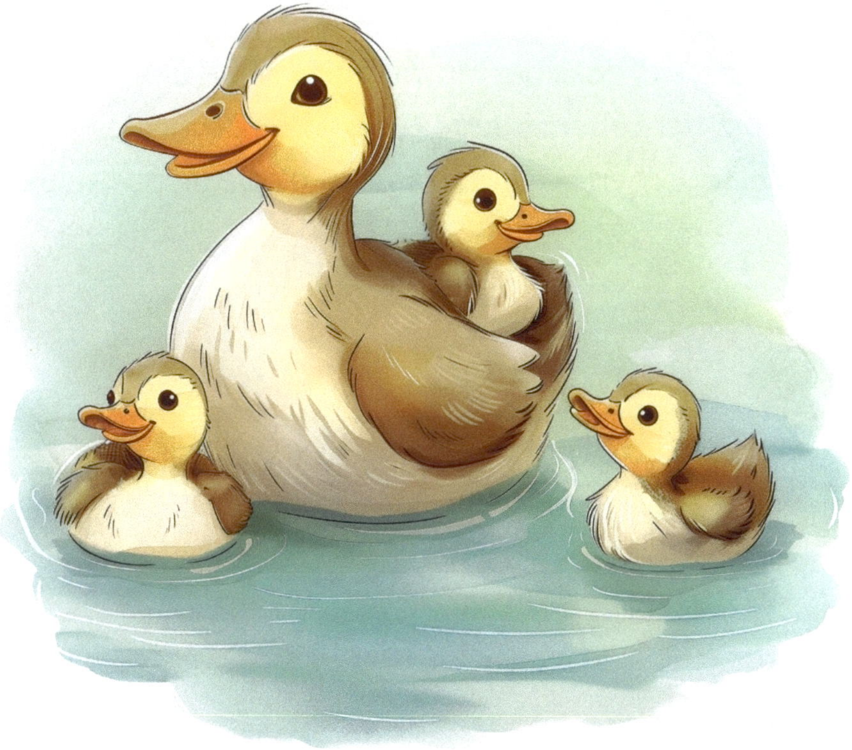

Wie eine Ente von ihrer Familie!

Du strahlst Freude aus und verbreitest sie!

Deine Freude ist so strahlend und lebendig wie das leuchtende Rosa der Flamingos, wenn sie in der Sonne stehen. Deine Augen glänzen wie tausend kleine Sterne, wenn du glücklich und fröhlich bist.

Wusstest du, dass der Flamingo für viele ein Symbol der Lebensfreude ist? Genauso wie diese majestätischen Vögel teilst auch du deine positive Energie mit der Welt!

Mach mit

Setz dich vor einen Spiegel und schau zunächst ernst hinein. Lächle dann eine Weile. Wie siehst du aus? Wie fühlst du dich?

Ich strahle **Freude** aus!

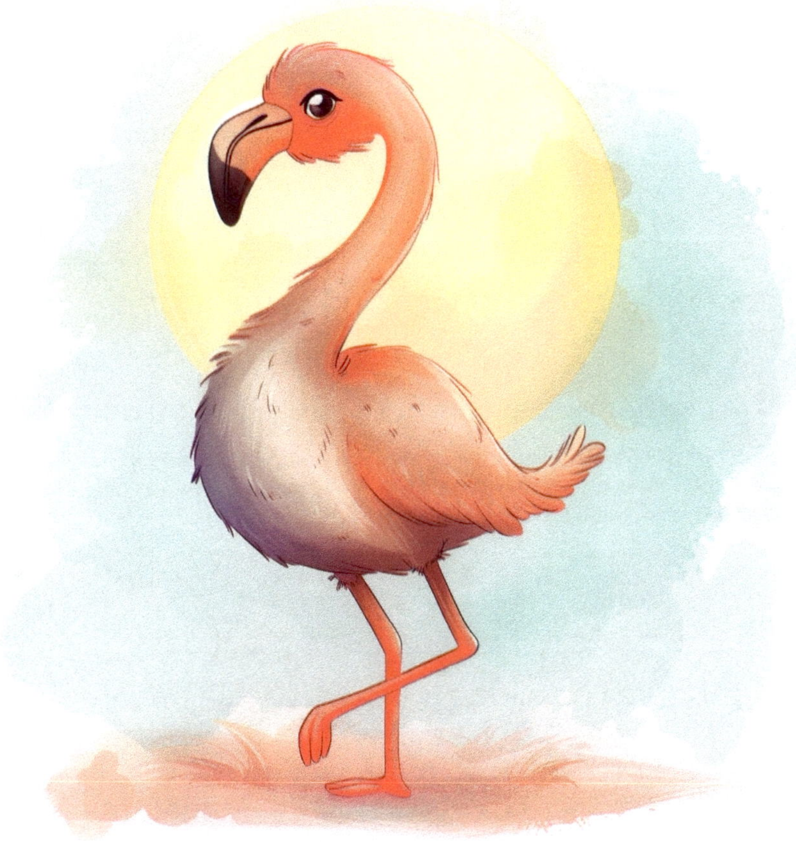

Wie ein Flamingo!

Wenn du einen Grund zur Freude hast, teile ihn!

Freude ist wie ein kostbares Geschenk, das du mit anderen teilen kannst! Wenn du glücklich bist, ist es, als ob ein Funke von deinem Herzen auf andere überspringt. Die Freude, die du verbreitest, kann die Herzen der Menschen erhellen – genauso wie die Sonne den Fluss, in dem die verspielten Otter schwimmen.

Otter sind soziale Tiere und lieben es, Zeit miteinander zu verbringen und gemeinsam zu spielen. Genauso wie sie ihre Freude miteinander teilen, kannst auch du deine Fröhlichkeit mit deiner Familie und deinen Freunden teilen.

Mach mit

Versuche heute mit einem Lächeln auf dem Gesicht durch den Tag zu gehen. Lächle andere Menschen auch direkt an. Du wirst sehen, wie sich die Freude in deiner Umgebung ausbreitet und andere zum Lächeln bringt.

Ich teile meine Freude mit anderen!

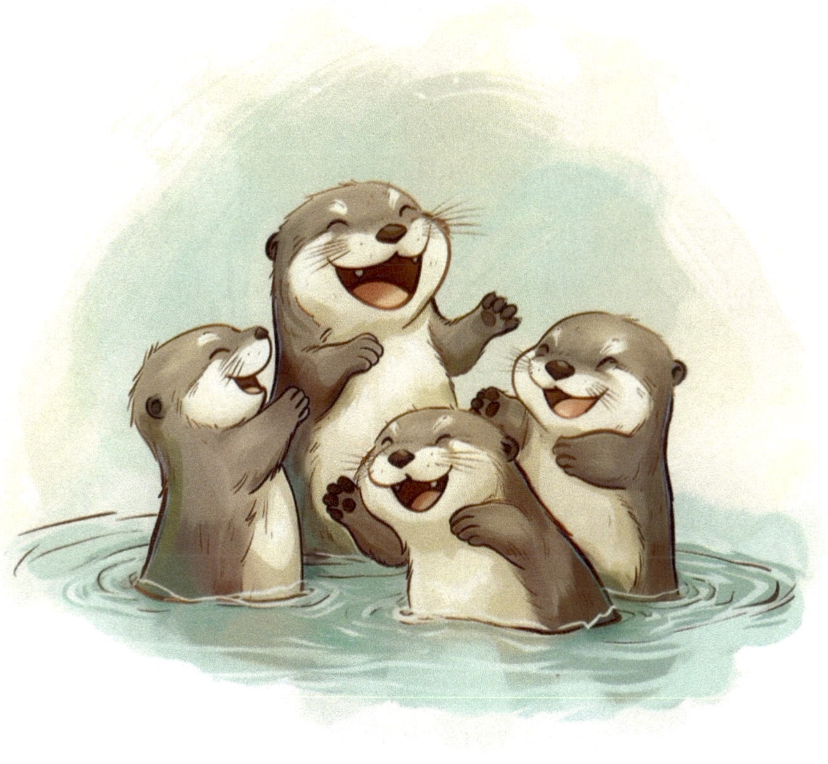

Wie ein Otter!

Teile deine Liebe und du bekommst noch mehr davon zurück!

Liebe ist etwas Kostbares und mit Geld nicht zu bezahlen. Sie ist wie ein wertvolles Geschenk, das du großzügig verteilen kannst und dafür nur noch mehr Liebe wiederbekommst.

Hast du schon einmal gesehen, wie sich Erdmännchen aneinander kuscheln? Sie leben in engen Familienverbänden und zeigen ihre Zuneigung füreinander auf vielfältige Weise. Du kannst deine Liebe auch auf unterschiedliche Weise zeigen, indem du deiner Familie und deinen Freunden sagst, wie sehr du sie liebst oder etwas Nettes für sie tust!

Mach mit

Überlege, wie du heute deine Liebe mit anderen teilen kannst. Es könnte ein liebes Wort, eine herzliche Umarmung oder einfach ein freundliches Lächeln sein.

Ich teile meine Liebe!

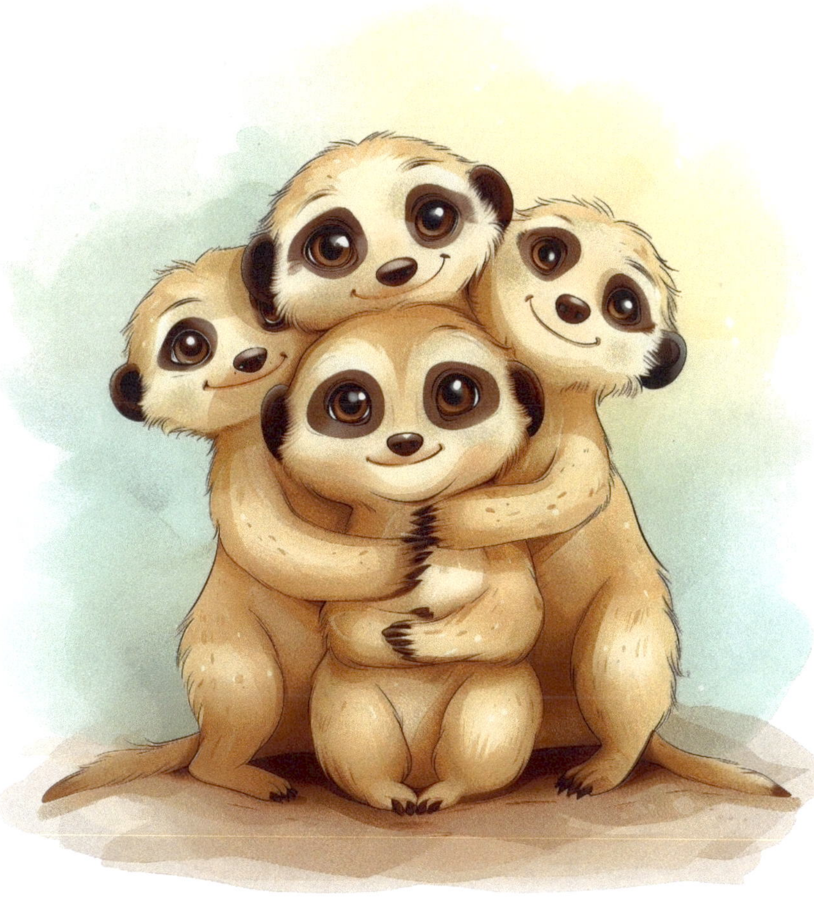

Wie ein Erdmännchen!

Sage, was du denkst, denn deine Meinung zählt!

Kinder haben oft mehr Gespür für Dinge, die Erwachsene gar nicht wahrnehmen. Manchmal fällt dir etwas auf, das Erwachsene übersehen. Deshalb ist es gut, wenn du deine Meinung sagst. Deine Sicht kann anderen helfen, etwas zu verstehen oder auch dich besser zu verstehen.

Weißt du, warum ein Hahn laut kräht? Damit sagt er nämlich auch etwas, das ihm besonders wichtig ist: Er verteidigt sein Revier und teilt anderen mit, dass seine Hennen zu ihm gehören. Du darfst deine Meinung auf gleiche Weise mitteilen – so laut und mutig, wie ein Hahn „Kikeriki" schreit!

Mach mit

Suche dir ein Buch aus, das du magst. Schreibe oder male auf, was dir an dem Buch gefällt. Suche dir dann eine Person, der du deine Meinung über das Buch mitteilst.

Meine Meinung ist

wichtig!

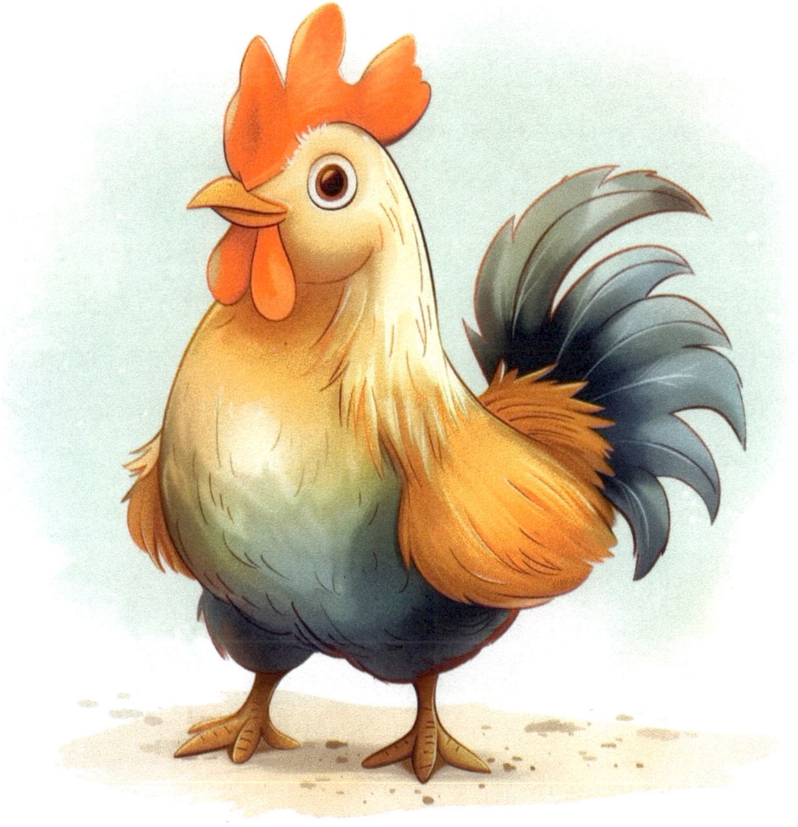

Wie das Krähen eines Hahns!

Sei freundlich und hilfsbereit, es wird dir gedankt!

Menschen oder Tieren zu helfen, ist nicht nur etwas sehr Gutes, es ist auch richtig schlau. Zu helfen gibt dir ein tolles Gefühl – als wärst du ein Superheld! Wenn du jemandem hilfst, erhältst du dafür meist viel Liebe und Dankbarkeit. Und das Beste: Wenn du selbst mal Hilfe brauchst, hilft man dir bestimmt auch sehr gerne auf die gleiche Weise.

Auch die schlauen Delfine sind sehr hilfsbereit. Sie sind bekannt dafür, anderen Lebewesen in Not zu helfen. Egal, ob es sich um einen verletzten Freund oder einen gestrandeten Wal handelt: Delfine eilen zur Rettung herbei. Genau so ein Held kannst du auch sein!

Mach mit Finde heute mindestens eine Gelegenheit, jemandem aus deiner Familie oder einem Freund zu helfen. Überlege danach, wie es sich angefühlt hat.

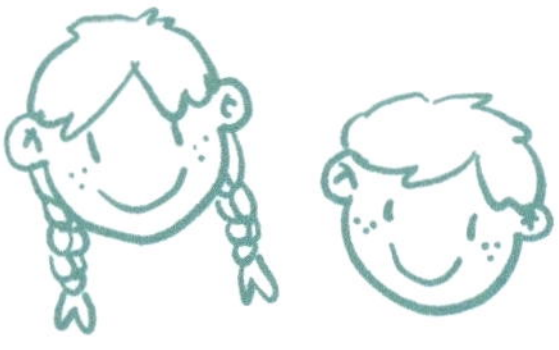

Ich bin hilfsbereit!

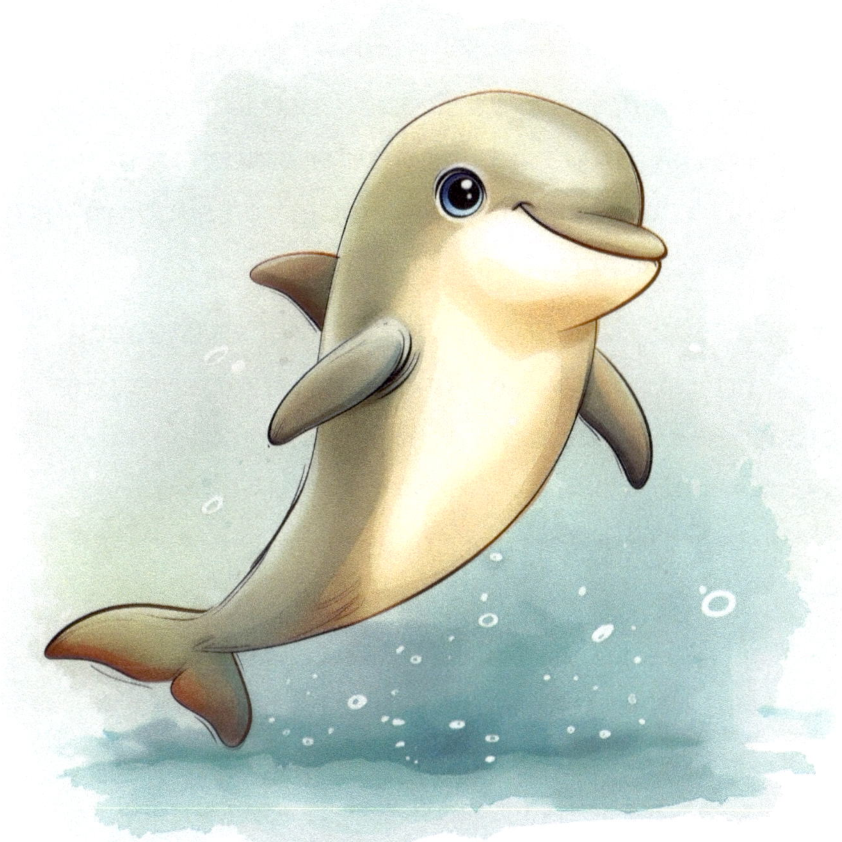

Wie ein Delfin!

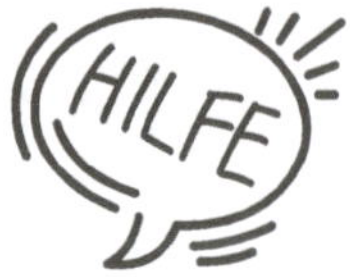

Bitte um Hilfe, wenn du sie brauchst!

Du kannst schon wirklich viel. Manchmal klappt es nicht direkt und du brauchst etwas Geduld. Es gibt aber auch Situationen, die du allein nicht stemmen kannst. Deshalb ist es wichtig, um Hilfe zu bitten, wenn du sie brauchst! Das ist kein Zeichen von Schwäche, denn jeder braucht mal Hilfe. Und darum zu bitten, erfordert oft sogar mehr Mut, als es nicht zu tun.

Wusstest du, dass Robben sich in großen Gruppen zusammentun, um ihre Jungtiere aufzuziehen? Sie brauchen die Hilfe der anderen und nehmen sie selbstverständlich an. Auch du darfst Hilfe ohne schlechtes Gewissen annehmen und genauso um Hilfe bitten.

Mach mit Wenn du heute in einer Situation bist, in der du Hilfe brauchst, sei mutig und bitte um Unterstützung. Das ist ein Zeichen von Stärke und du wirst sehen, wie viel leichter es ist, Probleme zu meistern, wenn du nicht allein bist!

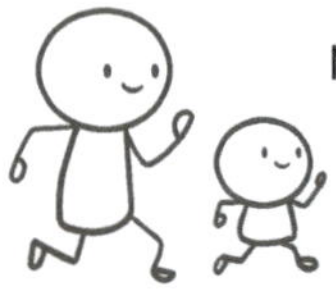

Ich darf um Hilfe bitten!

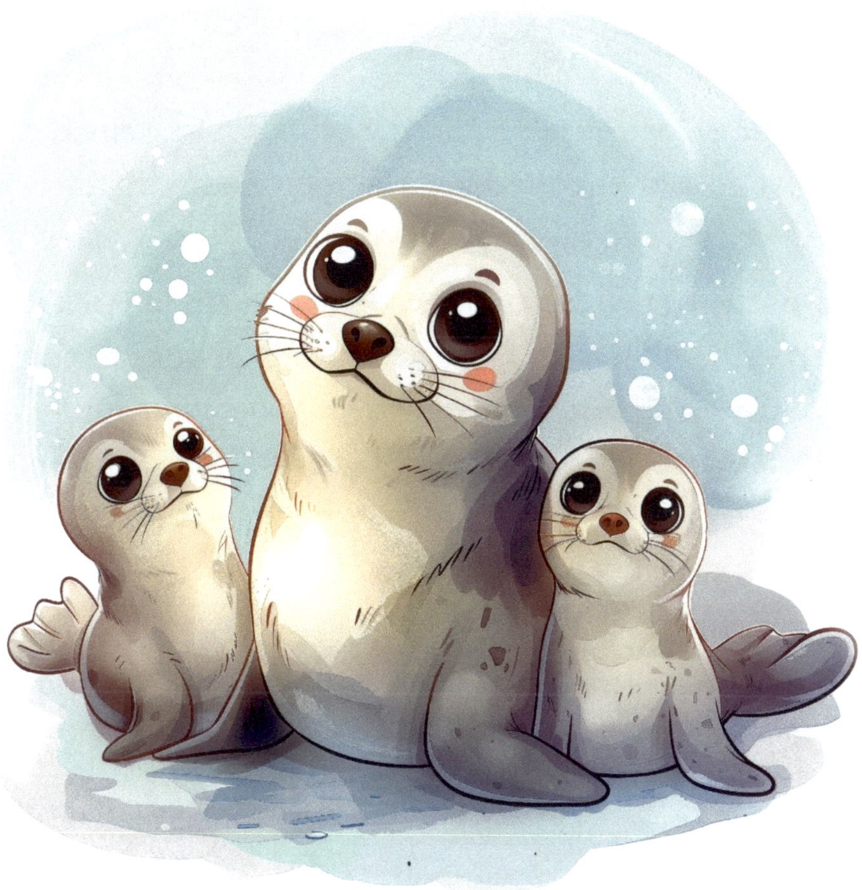

Wie eine Robbe!

Auf einen guten Freund wie dich kann man zählen!

Ein wahrer Freund zu sein, ist toll. Wenn deine Freunde dich brauchen, bist du für sie da. Darauf kann man sich verlassen, wie auf einen Hund, der wartet, bis man nach Hause kommt. Genauso wie ein Hund immer glücklich ist, seinen besten Menschenfreund zu sehen, freuen sich auch deine Freunde, wenn sie dich treffen.

Du kannst mit deinen Freunden Zeit verbringen, spielen und lachen. Aber auch, wenn etwas nicht so gut läuft, bist du für sie da. Du hilfst ihnen und tröstest sie. Sie machen das Gleiche für dich, denn wahre Freunde geben und nehmen gleichermaßen. Sie sind immer füreinander da.

Mach mit

Sage heute einem lieben Freund, dass du froh bist, dass es ihn gibt und ihr Freunde seid. Du kannst auch ein Bild von dir und deinen Freunden malen.

Ich bin ein guter Freund!

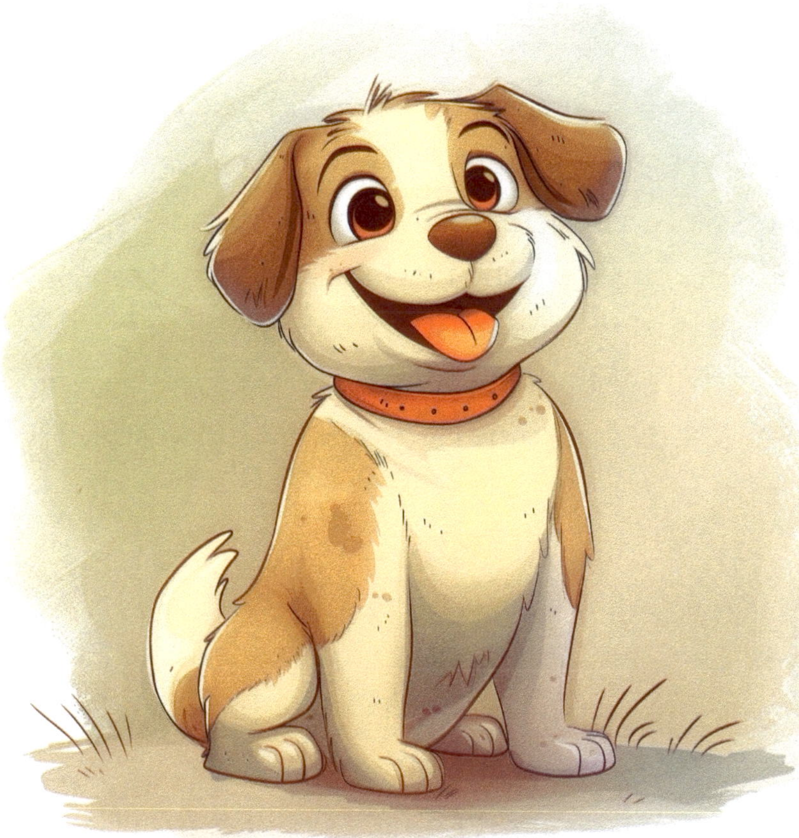

Wie ein Hund!

Du bist super, denn auf dich ist Verlass!

Zuverlässig sein heißt, dass du Dinge, die du versprichst, auch umsetzt. Du erledigst deine Aufgaben zu Hause, im Kindergarten, in der Schule oder in einem Sportverein zuverlässig. Das macht dich zu einem wichtigen Mitglied in der Gruppe.

In einem Wolfsrudel kann sich jeder darauf verlassen, dass die anderen da sind und helfen, die Beute zu jagen und die Jungen zu schützen. Man sagt, eine Gruppe ist nur so stark wie ihr schwächstes Mitglied. Wenn du zuverlässig bist, in dem, was du tust, machst du deine Gruppe stärker.

Mach mit Hast du zu Hause eine feste Aufgabe wie den Tisch zu decken oder den Müll herauszubringen? Achte diese Woche besonders darauf, sie zuverlässig zu erledigen. Du hast noch keine solche Aufgabe? Überlege dir gemeinsam mit deiner Familie etwas, das du in Zukunft übernehmen kannst.

Ich bin zuverlässig!

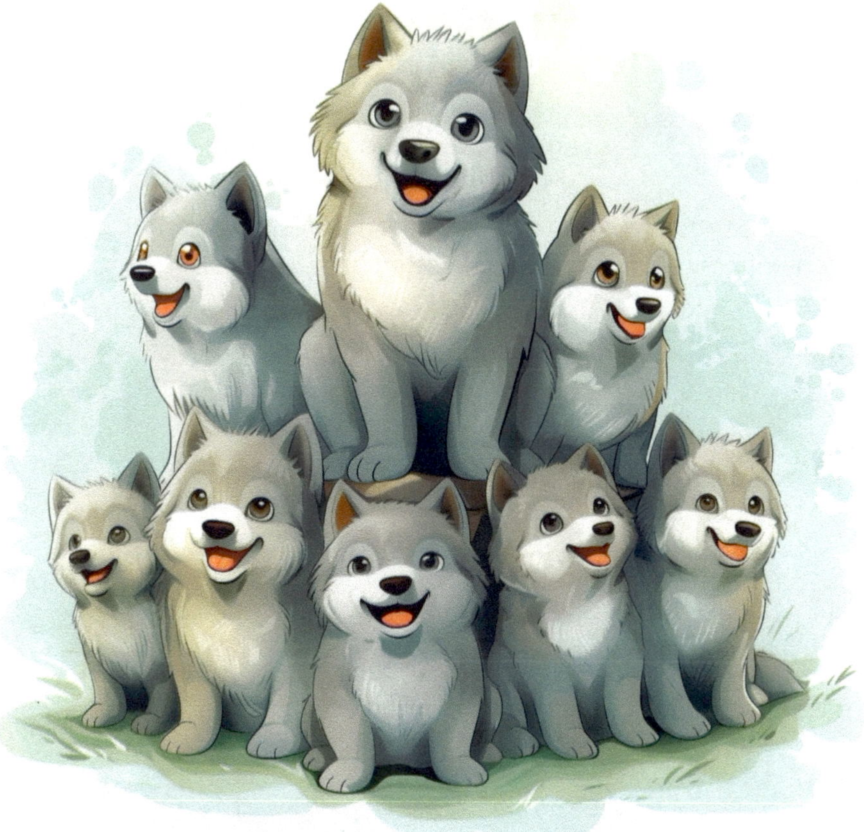

Wie ein Wolf in seinem Rudel!

Zusatzinhalte und Downloads

Scan mich!

Alle Inhalte auf www.nigmax.de

www.nigmax.de/aff-zudlp/

Erklärung und Tipps für Eltern

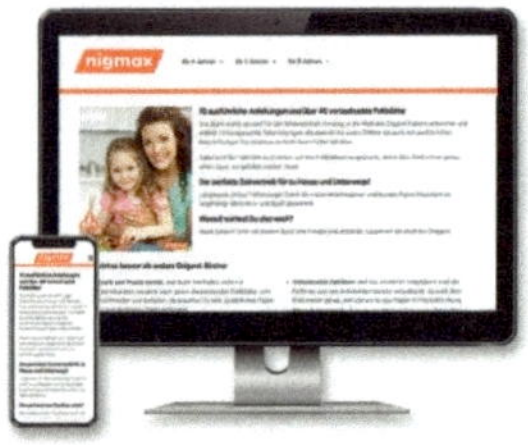

Auf unserer Website findet ihr eine detaillierte Erklärung und hilfreiche Tipps, wie ihr die Affirmationen aus diesem Buch optimal für euer Kind nutzen könnt.

Erfahrt dabei, was Affirmationen eigentlich sind und warum sie eine wertvolle und unterstützende Ressource für die emotionale Entwicklung und das Wohlbefinden eures Kindes darstellen.

Darüber hinaus gibt die Autorin Ursula Gruß noch Tipps zur altersgerechten Anwendung für die verschiedenen Altersgruppen von 4 bis 10 Jahren, da euer Kind je nach Alter und Fähigkeiten durch verschiedene Anreize und Interaktionen unterschiedlich gut gefördert werden kann.

Affirmationskarten für den Alltag

Auf unserer Website stehen euch alle 40 Affirmationen auch als Karten zum Ausdrucken und Ausschneiden zur Verfügung.

Euer Kind kann sie so überallhin mitnehmen und bei Bedarf anschauen und die helfende Affirmation laut aussprechen, ohne dass ihr dafür das Buch zerschneiden müsst.

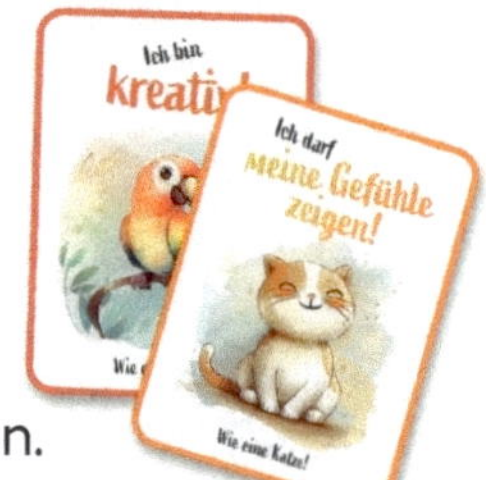

So ist es auch nicht schlimm, wenn euer Kind eine Affirmationskarte aus Versehen verliert, da sie schnell wieder nachgedruckt werden kann.

Poster für den Überblick

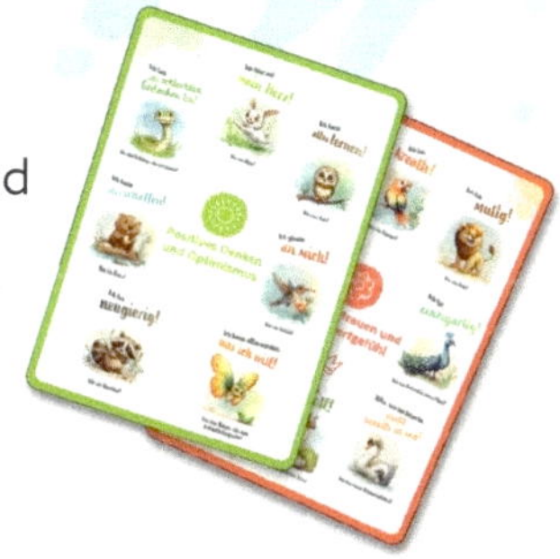

Wir stellen euch auf unserer Website fünf verschiedene Affirmationsposter zum Download zur Verfügung, die alle Affirmationen in ihrer jeweiligen Kategorie abbilden.

Die schönen Übersichten könnt ihr an die Wand hängen oder anderweitig sichtbar anbringen.

Die Poster werden die Blicke eures Kindes täglich mehrfach auf sich ziehen und es stets an die positiven Glaubenssätze erinnern.

Botschaften und Bilder zum Ausmalen

Wenn euer Kind gerne malt, könnt ihr ihm zusätzlich zu der täglichen Affirmation auch ein Ausmalbild zur Verfügung stellen.

Ihr könnt alle 40 Affirmationen mit Tierbild und Botschaft als Schwarz-Weiß-Ausmalbild auf unserer Website beliebig oft herunterladen und ausdrucken.

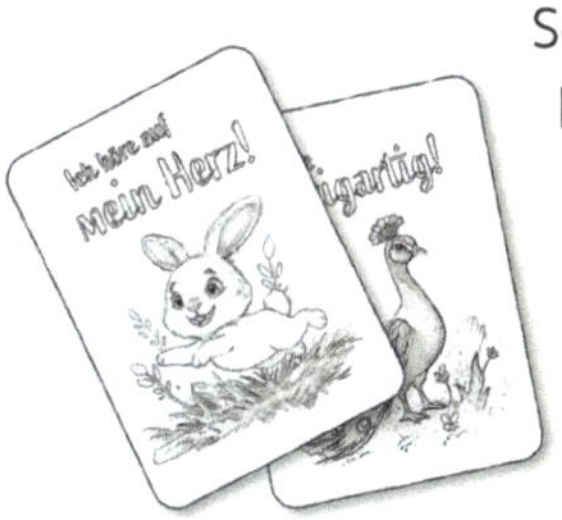

Durch das Ausmalen kann sich euer Kind aktiv mit den positiven Botschaften auseinandersetzen und sie auf seine eigene Weise interpretieren.

Vorlagen zum gemeinsamen Basteln

Auf unserer Website findet ihr Bastelvorlagen für alle 40 Affirmationen, mit denen ihr gemeinsam mit eurem Kind kleine Aufsteller oder Anhänger zusammenbasteln könnt.

Diese könnt ihr leicht überall platzieren, um die Affirmationen noch sichtbarer in euren Alltag zu integrieren.

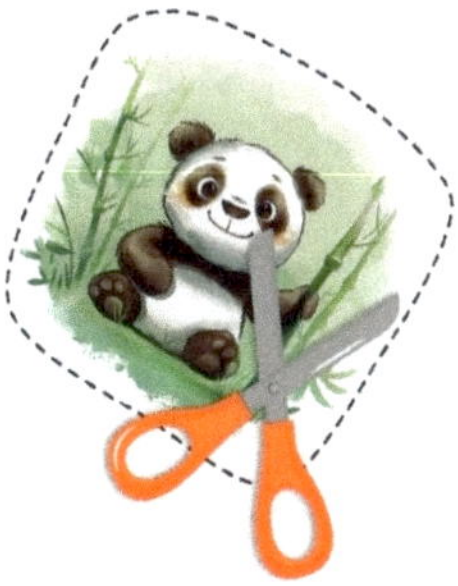

Die Bastelvorlagen bieten eurem Kind eine interaktive und kreative Möglichkeit, die Affirmationen zu erleben und zu verinnerlichen.

Danksagung

Nun seid ihr am Ende dieses Buches angekommen! An dieser Stelle möchte ich euch nochmal herzlich dafür danken, dass ihr dieses Buch gelesen habt! Haben euch meine magischen Affirmationen gefallen und konnten sie euch zeigen, wie großartig ihr seid?

Liebe Eltern, euch möchte ich dafür danken, dass euch die Ich-Stärkung eures Kindes am Herzen liegt. Hat euch und euren Kindern das Buch gefallen? Dann nehmt euch doch bitte zwei Minuten Zeit, um es auf Amazon zu bewerten. Eine Rezension ist für uns Autoren immer ein sehr wichtiges Feedback und hilft auch anderen Menschen bei der Kaufentscheidung für ein gutes Buch.

Ich bedanke mich für eure Zeit und Mühe und wünsche euch von Herzen alles Gute sowie weiterhin viel Spaß und Freude!

Ihr seid wunderbar!

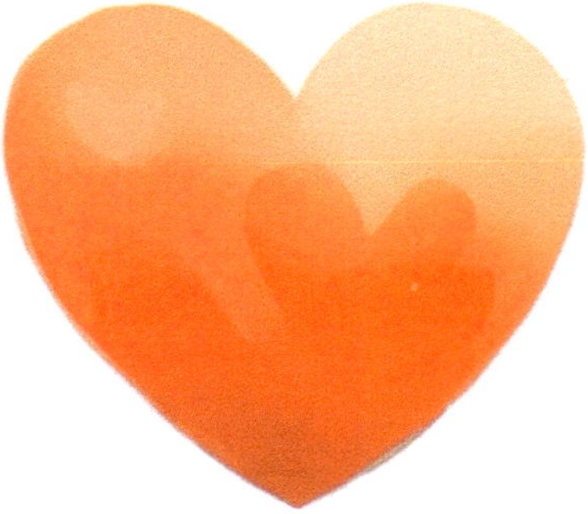

Printed in Poland
by Amazon Fulfillment
Poland Sp. z o.o., Wrocław

36113609R00057